国家中医药管理局中医药文化建设
与科学普及专家委员会办公室

推荐读物

轻松学会体质养生

（第二版）

胡广芹 主编

U0223229

中国中医药出版社

·北京·

图书在版编目（CIP）数据

轻松学会体质养生 / 胡广芹主编 . —2 版 . —北京：
中国中医药出版社，2019.1
ISBN 978 – 7 – 5132 – 5299 – 7

Ⅰ . ①轻…　Ⅱ . ①胡…　Ⅲ . ①体质—关系—养生（中医）　Ⅳ . ① R212

中国版本图书馆 CIP 数据核字（2018）第 242902 号

中国中医药出版社出版

北京市朝阳区北三环东路 28 号易亨大厦 16 层
邮政编码　100013
传真　010–64405750
廊坊市祥丰印刷有限公司印刷
各地新华书店经销

开本 710×1000　1/16　印张 12　字数 178 千字
2019 年 1 月第 2 版　2019 年 1 月第 1 次印刷
书号　ISBN 978 – 7 – 5132 – 5299 – 7

定价　48.00 元
网址　www.cptcm.com

社 长 热 线　010–64405720
购 书 热 线　010–89535836
维 权 打 假　010–64405753

微信服务号　zgzyycbs
微商城网址　https://kdt.im/LIdUGr
官方微博　http://e.weibo.com/cptcm
天猫旗舰店网址　https://zgzyycbs.tmall.com

如有印装质量问题请与本社出版部联系（010–64405510）

《轻松学会体质养生》编委会

主　编　胡广芹

编　委　（按姓氏笔画排序）

　　　　于文俊　张　顺　陈卷伟　徐光伟

　　　　曹宏梅　梁建国

主　审　陆小左

轻松学会体质养生

感谢每一位读者朋友，感谢每一位中医爱好者。在科普中医健康养生的道路上，我一路顺利地前行得益于大家的支持和鼓励。《轻松学会体质养生》自2012年出版后，多次重印，还曾被《四川晚报》连载。很多朋友反馈说，书里面的养生方法与日常生活密切相关，轻松易学、容易操作，常见病的药膳、经络养生处方有效果。这让我很欣慰，感觉自己做了一件有价值的事。

健康养生教育是预防疾病最好的"疫苗"。通过健康养生教育和倡导，让老百姓了解常见的体质状态，掌握疾病和亚健康的预防方法，改变诱发体质偏颇的不良生活习惯，降低疾病的发生率，增强体质，促进身心健康。我一直认为"我的健康我做主"，要把各种养生保健的方法融入生活，像日常早晨起床就洗脸、刷牙一样。当然，也有朋友觉得将健康问题交给医生就好，自己养生做得不专业；但如果等疾病来临才请医生诊治，则犹如渴而穿井、斗而铸锥。因此，我作为国家中医药管理局中医药科普巡讲团的专家，非常愿意为大家提供一些通俗易懂的中医健康科普知识，帮助人们认识中医药文化的特质，学习应用自我健康管理的方法，掌握简单的中医药体质养生技术，增进和维护自身的健康。

本次再版，缘于目前热爱体质养生的人越来越多。为了满足人们学习中医体质养生的需求，提高大家健康养生的知识水平和实际运用能力，中国中医药出版社的编辑们结合新媒体技术，特别为本书增加了配套音频和微信读者圈问答、直播等互动方式，让大家更方便地了解书中内容，更便捷、准确地进行实践。

最后，感谢本次再版的编辑老师，感谢音频朗读主播"健康猫"的大力支持。

胡广芹

2018年10月

众所周知，宇宙间所有的生命都存在生、长、壮、老、已的过程，人类亦不例外。但是希望健康长寿一直是人类永恒不变的话题。随着生活水平的提高，人们对于养生的需求更是日趋强烈。

中医养生是博大精深的中华民族文化的重要组成部分。所谓"生"，就是生命、生存、生长之意；所谓"养"，即保养、调养、补养之意。健康的身体需要保养，身体状态出现偏颇（或亚健康）时就要调养，病弱之躯则应补养。由于先天禀赋（遗传基因）与后天调养的不同，人的体质千变万化，体质的差异是形成各种机体变化的重要原因之一。

中医体质分类不仅为今天的医学模式的转变提供了帮助，也为个人自我改善饮食习惯和进行医疗诊治提供了重要基础。它就像一扇通往认知身体的门，如果打开它，不同习惯、不同性格、不同生活方式的我们都能在其中找到自己的归属，从而在病魔降临前改变习惯，调整机体偏颇状态，以达到防病于未然的目的。

中医体质辨识已经成为进入国家公共卫生服务体系的中医体检项目，在全国广泛推广和应用，体质养生已经成为人们的共识。《轻松学会体质养生》按照已列入国家标准的常见九种体质分别进行了体质辨识和养生方法的阐释，详尽地从情志、运动、膳食、起居、中药调养、经络腧穴等方面，介绍了具体可行的体质养生方案。同时结合全国各地"治未病"中心的工作实际，增添了血虚质的养生方案。当然，由于个人先天禀赋和后天因素不同，很多人是几种体质相兼出现，因此养生时要根据自己的实际情况应用，如气虚、血瘀质者，养生时注意补气的同时活血化瘀。

编写本书的目的是让广大读者能根据自己独特的体质找到适合的养生方法，以最简便、最实惠的途径获取最大的健康效益。

本书内容不当之处，让我们共同磋商，也请同道给予斧正。

作 者
2012年2月

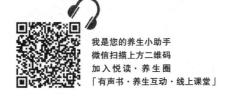

我是您的养生小助手
微信扫描上方二维码
加入悦读·养生圈
「有声书·养生互动·线上课堂」

目 录 ———————

漫话体质养生

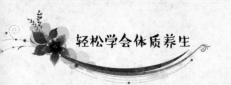

趣话体质养生法

平和质 / 42

平和质是一种健康体质，重在平时的调护，以调心神、顺四时、勤运动为总原则。

气虚质（附：血虚质）/ 61

气虚质宜补气健脾，忌苦寒克伐，在治疗五脏气虚病变时当紧抓脾气虚这一中心环节。

阳虚质 / 82

阳虚质养生重在温补脾肾，以振奋阳气、温化寒湿、畅达气血。

阴虚质 / 93

阴虚质养生关键在于补阴清热，滋养肝肾。

痰湿质 / 105

痰湿质宜健脾利湿、化痰祛痰，以饮食调养、运动健身及药物养生为主。

湿热质 / 116

湿热质宜清热利湿、健脾化湿、疏肝利胆，以饮食调理、调养心神为主。

血瘀质 / 129

血瘀质养生的总原则为活血化瘀。气虚血瘀者应补益元气，气滞血瘀者应调气化瘀，津液不足者可养阴以活血，寒凝血瘀者应注意保暖，热毒血瘀者要清泻内火。

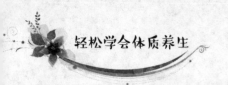

气郁质 / 147

气郁质养生原则为疏肝理气，补益肝血，行气解郁，开胸散结。其关键在于疏肝、养肝、理气。

特禀质 / 162

特禀质养生时应以健脾补肾为主，以增强卫外功能。

附录

漫话体质养生

几个年龄相仿的朋友去沙漠探险，晚上气温骤降，有的人瑟瑟发抖，无法前行，而有的人却能耐受得住，难道寒冷会对人有所偏爱吗？同样充满诱惑的美食，有的人会吐泻不止，而有的人会回味无穷，这是因为食物会喜欢某个人吗？聚会时，几杯酒过后，有的人已经酩酊大醉，而有的人仍意犹未尽，这是因为美酒和一些人过不去吗？在烈日下运动，有的人酣畅淋漓，而有的人却因酷热中暑，难道老天故意捉弄某些人吗？

答案当然是否定的。人的体质不同，在同一情况下的反应会不同。

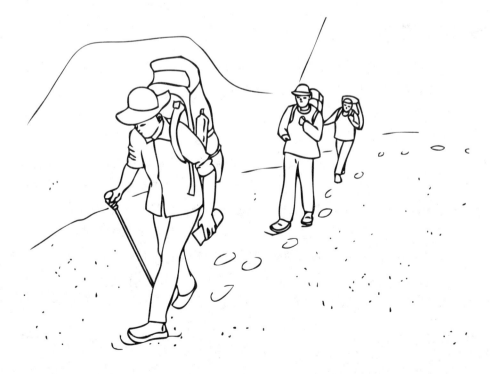

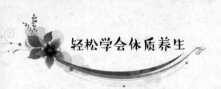

扫码听书

您了解体质吗

▲

一、体质的概念

中医体质是指从中医的角度来看待我们机体的素质，即人的天赋禀性和体格特征，是人体秉承先天（指父母）遗传、受后天多种因素影响，所形成的与自然、社会环境相适应的、功能和形态上相对稳定的固有特性。它就像人的性格一样，既有不变的一面，又不是完全不能改变的，这也就是所谓的相对稳定性。体质通过形态结构、生理机能、心理状态和病理反应状态的不同表现出来。在生理上表现为组织器官等的机能代谢调节方面的个体差异；在病理上表现为对某些不利环境的不易适应性、某些致病因素的易感性、产生疾病种类的特异性和疾病传变转归的倾向性等。简而言之，中医体质就是在中医看来你区别于其他人而特殊存在的一组个性特征。每个人的身体状况不同，体质也不同。2009年4月，中华中医药学会颁布了《中医体质分类与判定标准》。

二、体质的构成

中医体质学说主要从形态结构、生理机能、心理状态和病理反应状态四个不同方面去认识和研究人体，并揭示个体差异。

1.形态结构

形态结构包括直观可见的外部形态结构和间接可见的内部形态结构。内部为外部之基础，外部为内部之体现。因为外部形态结构体现得最为直观，故其包含的体表形态、体格、体型方面即成为体质特征的重要组成部分。具体到胖瘦高矮、胸围体重、面色明暗、毛发疏密、舌脉征象等都是反映个人体质的重要指标。即使同是美女，燕瘦环肥亦分很多标准。如高贵典雅之美的有王昭君，雍容大方的有武则天，清纯脱俗有西施，活泼调皮有小燕子等。

中国古代医家曾总结出"有诸内者，必形诸外"及"视其外应，以知其内脏，则知所病矣"等"司外揣内"的诊断原理。《灵枢·本脏》云："白色小理者肺小，粗理者肺大……肺应皮，皮厚者大肠厚，皮薄者大肠薄。"又云："青色小理者肝小，粗理者肝大。广胸反骹者肝高，合胁兔骹者肝下……肝应爪，爪厚色黄者胆厚，爪薄色红者胆薄。"又云："黄色小理者脾小，粗理者脾大。揭唇者脾高，唇下纵者脾下。"从体格的强弱就可以推测出内脏的盛衰。

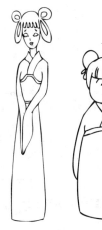

2.生理机能

生理机能是全身形态结构完整性的反映，其个性特征又会导致形态结构发生改变。它包含了脏腑经络功能的表达及精气血津液等的生成调节与机能的协调。具体到面唇甲色、语声高低、食欲口味、寒热喜恶、二便生殖、视听触嗅、睡眠情况等。例如，有的人语高气粗，声压全场；有的人却声低懒言，半天挤不出一句话；有的人吃饭狼吞虎咽，急得恨不得把盘子也吞下去；有的人却细嚼慢咽，总是最后一个吃完；有的人一天睡12个小时还是困懒得不想动；有的人却夜夜入睡难。这都是不同体质的人在生理特性方面差异之表现，这些生理机能的差异性亦是了解体质的重要内容。

3.心理状态

心理状态是感觉、知觉、情感、记忆、思维、性格、能力等的总称，属于中医形神中"神"的范畴。不同个体脏腑气血阴阳的偏颇使其表现出某种特定的心理特征，而心理特征反过来又会长期影响着形态结构和生理机能。其具体表现在人格、气质、性格方面。如有的人天性豪放开朗，像苏东坡的"大江东去，浪淘尽，千古风流人物"；有的人则多愁善感，像李清照的"知否，知否，应是绿肥红瘦"；有的则热情豪迈，像水浒中阮氏三兄弟的"这腔热血，只卖与识货的"；有的人却心胸狭隘，心里只容得下自己。

4.病理反应状态

人的身体状态不同，对于各种邪气的反应也就有所不同。有的人容易上火，有的人容易受寒。病理反应状态差异性包含了个人对疾病抵抗能力的强弱；在发病过程中个体对于某些致病因素的易感性，某些疾病的易罹患性及在疾病发

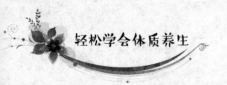

展过程中变化转归的倾向性等。这为机体属于什么体质的判断提供了有力依据。如肥胖的人多属痰湿体质，容易患上高血压、高血脂、脂肪肝等疾病；而像林黛玉那样忧郁体弱的气郁气虚型，则容易患上贫血、内脏下垂等疾病。

三、体质状况的评价

评价一个人的体质状态不能单看某一方面，而是要就形态结构、生理功能和心理特征等做综合考虑。换言之，体质的标志是通过构成体质的要素得以体现的。因此，评价体质的特点要有一定的具体指标。

1.理想体质构成要素

中医体质特征主要是通过其四个要素来体现的，故评价体质状况亦可从这四个方面进行：①身体之形态结构：不论外在的形态结构还是内在形态结构均应考虑其完整性及协调性。②身体之生理机能及运动能力：包括了全身各脏腑组织的新陈代谢机能和一些基本的走跳攀爬活动能力。③心理发育水平：如上述提到的智力、情感、认知、性格、意志等诸方面。④各种适应能力：不仅包含了对外来病邪的防御能力、抵抗能力、调控能力、修复能力，还包含了对自然环境、社会环境、各种精神层面环境或者环境变更时的适应能力。

2.理想体质的指标体系

中医的理想体质即健康状态，其内涵可概括为机体处于"通""荣""平"的状态，即人体内部及其与自然社会环境的各个通路系统之间处于相对平衡的状态。

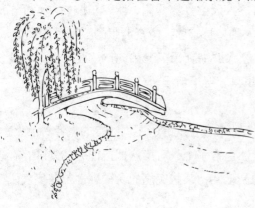

（1）"通"：是指在各个通路系统中的物质运行畅通无阻，经络血脉或食道、气道无阻塞。正如《吕氏春秋·尽数》所言："流水不腐，户枢不蠹。形不动则精不流，精不流则气郁。郁处于头则为肿为风，处于耳则为聋。"

（2）"荣"：是指营养物质充足，即在各个通路系统中运行着的物质的量充足或功能正常，能够濡养维持机体的正常生理功能。

（3）"平"：即运行方向与配比问题，也就是各个通路系统中运行的物质方向正常、配比平衡，包括阴阳平和、无寒热以及各脏腑组织的功能正常等。

3.理想体质的标志

《素问·生气通天论》云："阴平阳秘，精神乃治；阴阳离决，精气乃绝。"形为阴，神为阳，要保持强健的体魄，获得健康理想的体质，就得形神统一，使人体内部及其与自然社会环境的各个通路系统之间精微物质充足，运行畅通，处于相对平衡状态。即"志闲而少欲，心安而不惧，形劳而不倦，气从以顺，各从其欲，皆得所愿"。理想体质的标志表现如下。

（1）**有神**：是精充气足的表现，即神志清楚，两目精彩，呼吸平稳，语言清晰，动作自如，反应灵敏，情绪平稳。

（2）**有色**：是人体精充神旺、气血津液充足、脏腑功能正常的表现。就中国人而言，面色及皮肤颜色应是红黄隐隐，明润含蓄。

（3）**有形**：即形气有余之兆，健康者骨骼粗大，胸廓宽厚，肌肉充实，皮肤润泽，筋强力壮，胖瘦适中，各部组织匀称，各器官形态正常。

（4）**有态**：是人体功能强健的表现，人能随意运动而动作协调，体态自然。所谓坐如钟，立如松，卧如弓，行如风。

（5）**有声**：人的语声因性别、年龄、体质强弱而有明显差异。但发声自然，声音柔和圆润，语音清晰，语言流畅，言与意相符是健康的基本表现。

（6）**无味**：正常人气血流畅，脏腑气血得水谷精微充养而能进行正常的新陈代谢，故不产生异常气味。

（7）**有胃气**：包括舌、脉等多方面表现，舌色淡红鲜明，舌质滋润，舌体柔软灵活，舌苔均匀薄白而润，简称"淡红舌，薄白苔"。脉有胃气是指脉象有从容和缓之象。

（8）**气通**：是指呼吸均匀、无声、规则且不费力。正常人每分钟呼吸16～20次，婴儿、儿童频率较快。脉搏与呼吸之比约为4:1，运动、情绪等因素也可影响呼吸频率。无咳喘，无痰阻，胸部无闷痛或胀痛。

（9）**水谷通**：饮食口味正常，大小便无异常情况，无口渴及呕恶、腹胀等

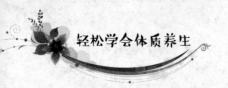

现象。

（10）**血通**：血脉通畅，周身无刺痛，诊脉时三部有脉，不浮不沉，不大不小，从容和缓，柔和有力，节律一致，尺脉沉取有一定力量，并随生理活动和气候环境的不同而有相应正常变化。

（11）**阴阳平**：阴阳平和，气血调匀，无寒热表现。按照自然界的变化规律而起居生活，如"日出而作，日落而息"，随四季的变化而适当增减衣被等。根据正确的养生保健方法进行调养锻炼，遵守社会公德，能被社会接受的同时也能适应自己所处的社会环境。

（12）**对外界适应性好**：对自然界变化和社会环境的变化有较好的适应性，不易患病。生活淡泊质朴，心境平和宁静，外不受物欲之诱惑，内不存情虑之激扰，达到物我两忘的境界。在思想上要安闲清静，不贪不求。

理想体质不仅是一种标准体质，更是一份对健康的憧憬与不懈的追求，是一种对自己和家人负责的生活态度，是和谐生命的一个范本！

四、体质的特点

先天因素与后天因素共同影响，使得体质具有以下特点。

1.先天遗传性

人的体质与父母有关。《灵枢·天年》曰："以母为基，以父为楯。"先天之精是来源于父母各自的生殖之精，是形成生命的物质基础，是构成生命的本原。它与生俱来，藏于肾中，为人体生长发育、生殖的物质基础。《灵枢·决气》说："两神相搏，合而成形，常先身生，是谓精。"故一个人体质的形成，尤其是外表形态、脏腑功能、精神情志等的个性特点很大程度上遗传自父母，即体质具先天遗传性。

2.相对稳定性

人们常说："江山易改，本性难移。"说明人的性格具有一种稳定性，体质也是如此。个体禀受来自父母的遗传信息，会在其生命过程中遵循某种既定的内在规律，表现出与亲代相似的特征，这些特征一旦形成，不会轻易改变，使其在生命过程中呈现出与亲代类似的特点，比如子女的长相多与父母相似。个体秉承于父母的遗传信息，保持了生命信息的连续性，使体质的形成和发展具有一定的规律。一旦形成某种体质，则不会轻易发生变动。但体质是随个体发育的不同阶段和环境的变迁而不断演变的，各方面的主客观条件的变化必然会对人的体质有一定影响，如一个健壮之人在一场大病之后很可能在体质方面有所改变。因此，体质在生命过程的某个阶段具有相对的稳定性，而不是固定不变的。

3.动态可变性

先天禀赋决定着个体体质的相对稳定性和个体体质的特异性，且后天环境、饮食习惯、年龄变化、精神、营养状况、锻炼、疾病、针药治疗等因素均影响着体质的形成和发展。

首先，随着年龄增长，一个人的体质不可避免地会发生不同程度的改变。生长壮老已是人生必然经历的，年轻时的体质和老年时的体质有延续性，但又有可能发生改变。其次，各种体质并不是"老死不相往来"的。它们也处于一个动态变化之中，在环境因素影响下，每种体质均有可能向另一种体质缓慢地过渡发展，当然在未达到关键点之前，这种变化会被大多数人所忽略。

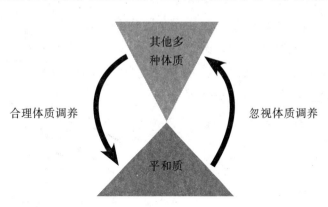

随着外来因素不断运动变化的干扰，我们的身体都有发展为其他类型体质的可能，平和质可以转变为各种亚健康体质，亚健康体质也可以向相反方向甚至向平和质转化，也可以沿着原方向不断发展，出现疾病。这一切都取决于我们自己对健康的认识、改变不良生活习惯的决心和日常的行为习惯。

据 WHO 统计，一个人能够健康长寿，其中遗传因素占 15%，社会条件占 10%，气候环境占 7%，医疗条件占 8%，自我保健占 60%（包括合理膳食、适量运动、戒烟限酒、心理平衡等）。

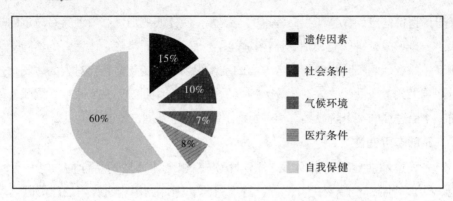

4.形神一体性

体质学说强调人的精神与形体之间的有机联系，人的精神状态会影响人的体质。"形神合一"是中医学体质概念的基本特征之一，是特定的生理特性与心理特性的综合体，是对个体身心特征的概括。一个人知足常乐、心态平和、安分守己才会"恬淡虚无，真气从之，精神内守，病安从来"。而那些"以酒为浆，以妄为常，醉以入房，以欲竭其精，以耗散其真，不知持满，不时御神，务快其心，逆于生乐，起居无节"的人，则往往会"半百而衰"。《素问·阴阳应象大论》也说："怒伤肝……喜伤心……思伤脾……忧伤肺……恐伤肾。"更说明了人体形态结构、生理特性与各种精神活动间的密切关系。

5.群类趋同性

所谓群类趋同性是指在一起生活的人有一种趋向一致的变化。中国有句俗语："老夫老妻越长越像。"意思是做夫妻时间久了，双方在很多方面越来越接近了。在个体体质的形成过程中，遗传因素使其具有明显的差异，环境因素、饮食结构及社会文化习惯等也可对其产生明显的影响。因此，同一族群或生活在同一地域的人群，因生存的自然

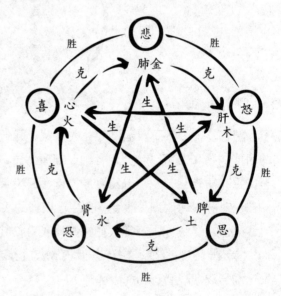

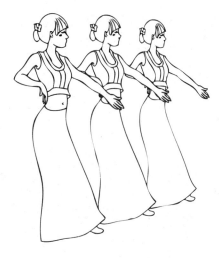

环境、社会氛围、人文条件相同，彼此的饮食结构、风俗习惯、宗教信仰也相同，其生存环境、遗传背景等均趋于一致，使特定人群的体质呈现类似的特征。例如，很多少数民族的人都能歌善舞，可以说是体质群类趋同性的典型例子。

6.差异多样性

人是复杂的，即使属于同一种体质，还是会有许许多多的不同。我们每个人由于受先天和后天因素的影响，在生命过程中随着年龄推移、境遇改变、智力增长，岁月将我们打造成独树一帜的个体，我们的身体与思想都是独一无二的。我们的身体会有健全和缺陷两方面，甚至还有盲区。即使在生命的不同阶段，体质特征也是逐渐变化着的。正如世界上本没有两朵完全相同的花，世界上也不会有完全相同的两个人。

7.连续可测性

体质是一个人所特有的个性特征，这种个性特征可以通过其形体特点、情绪变化、喜恶等表现出来。我们可以通过各种检测仪器和主客观量表等判断出一个人属于哪种体质。体质的特征不仅伴随着生命的全过程，而且具有循着某种类型体质固有的发展演变规律缓慢演化的趋势，这就使得体质具有可预测性。体

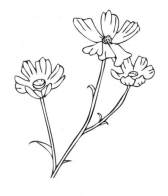

质的这种可预测性，为我们发现潜在的健康隐患提供了依据。知道了自己的体质，可以帮助我们认识自己体内的潜藏变化，及时调整自己的生活方式，以维持健康状态。

▶五、了解中医体质的收获 ⠶⠶

1.未病先防

如果你对自己身体状况毫无认识，就不可能采取得当的措施调理，预防疾

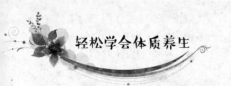

病的发生。每当身体不舒服时，我们头脑中的第一个念头是寻求医生和医院的专业帮助。殊不知长期以来我们对身体表达全息反应的无知，是造成机体功能失常、疾病蔓延的最大凶手。尽管"体质"一词是在清代的医籍中才明确出现，但是其核心思想在历代医籍中均有论述。《灵枢·通天》就认为："古之善用针艾者，视人五态（五种体质）乃治之，盛者泻之，虚者补之。"了解自己的体质，就可以有的放矢地调整生活方式，未病先防。

2.学会调养身体

体质不同，调养的方法也不同。了解了体质的相关知识就会有针对性地进行身体调养。中医有"因人制宜"法则，就是指不同的体质使人有着不同的日常行为和面对疾病时不同的应对反应。这种个体差异也将导致养生方法和治疗方法的不同。《备急千金要方·论治病略例》曰："凡用药皆随土地所宜，江南岭表，其地暑湿，其人肌肤薄脆，腠理开疏，用药轻省。关中河北，土地刚燥，其人皮肤坚硬，腠理闭塞，用药重复。"养生和治病都应根据自己的体质状况选用不同的措施。如果我们把身体当作最亲密的人来呵护，在意"她"的表达，了解"她"的变化，知道"她"的主导特征（中医体质），就能轻松地躲开疾病陷阱。因此，中医体质体现着因人制宜的诊疗方法，强调个性亦包容了个性，完全是以人为本的体现。

3.学会心理养生

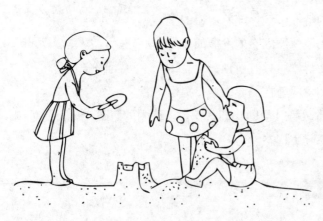

中医的体质不仅是形体，也包括人的精神情志。体质不同，调理心情的方法也不同。开药治病是医生的事儿，学会与自己的身体沟通并听懂"她"的倾诉，进而科学地调节，保持一个平和的体质则是我们自己的事儿。

趣话体质的形成

▲

体质形成的机理比较复杂，它是机体内外环境多种因素综合作用的结果，主要包括先天禀赋与后天影响两个方面。父母给予的先天之精，不仅决定了外貌体格、肤色发质、性格气质，还决定了你的先天缺陷和对疾病的易感性。后天影响同样十分重要，适宜的调养不仅有利于身体的发育，而且可在一定程度上弥补先天的不足。

一、先天禀赋 ▷▷▷

有的人出生时体重就有9斤，有人只有4斤，先天因素的影响在体质形成中具有非常重要的作用。《灵枢·寿夭刚柔》指出："人之生也，有刚有柔，有弱有强，有短有长，有阴有阳。"说明人在出生之时，已经初步具备了肥瘦、强弱、高矮、偏阴偏阳等不同的体质特征。可以说，遗传因素是决定体质形成和发展的根本原因。这一切包括父母双方生殖之精的质量，父母血缘关系所赋予的遗传特性，父母本身的体质，以及在母体内孕育过程中安胎养胎及疾病用药所带来的影响。

先天禀赋确定了体质的"基调"，就像一篇优美散文的初稿，一幅山水画的主色调，一曲乐章的主旋律，一栋大楼的地基一样。对体质的形成影响较大的先天禀赋包括元气、年龄、性别等因素。

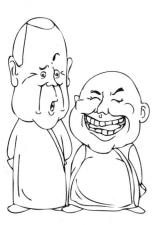

1.元气

元气是指人体的正气，具体到现代医学的概念，元气相当于遗传因子，父母的生殖之精结合形成了胎儿的先天之精，而先天之精化生为元气。元气是人体最根本、最重要的气，是人体生

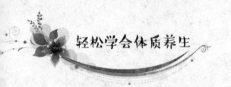

命活动的原动力。正如一台机器的发动机一样，元气起着推动人体生长发育和生殖的功能，全面地促进和调控全身各脏腑经络、形体官窍的生理活动。

元气的"量"从一开始就确定了，有的人多，有的人少。元气就像一堆柴一样，当它开始慢慢燃烧，它的火焰就是生命存在的象征，始而微弱，逐渐变得猛烈；当薪力将尽，火光渐暗时，就是一个人走向暮年的时候了。

美国学者海尔弗里根据细胞分裂次数来推算人的寿命，得出的结论是人的寿命应该为120岁。早在几千年前，《素问·上古天真论》说："上古之人，春秋皆度百岁……而尽终其天年。"但是，为何我们的平均寿命才七八十岁，而且大多是死于疾病？是谁偷走了我们四五十年的阳寿呢？答案很简单，很多人不善于合理利用自己的"元气"。有的人喝酒就像喝饮料那样没有节制，醉酒之后入房纵欲，伤于酒又劳于色，只贪图一时的欢欣，而肆意地纵欲妄泄，不知道保持自身的精气。另外，像熬夜、暴饮暴食、生活起居没有规律等等诸多不健康的生活方式，都能导致元气大量耗损，半百而早衰，疾病缠身而不能终其天年。

2.年龄

每个人都不可避免地要经历生、长、壮、老、已这五个阶段。在这五个阶段，人体的脏腑经络及精气血津液不可避免地发生着变化来适应机体。故而随着个体发育的不同阶段，一个人的体质也会随之改变。

小儿生机旺盛，如初萌的枝芽，但又娇嫩脆弱，需要特别的呵护和关爱。小儿为"纯阳之体"，生长迅速，但其精气阴阳均未发育成熟，容易被病邪侵袭，故又被称作"稚阴稚阳"。

《灵枢·天年》中有一段论述，是说人体在十岁左右适宜小跑，因为此时人体的血脉畅通，气血流动；在二十岁左右适宜快步走，因为此时人体的血气强盛，肌肉开始长得结实；在三十岁左右适宜行走，因为此时人体气血稳定、肌肉坚固、血脉盛满；人体四十岁左右不适宜经常走动，因为此时人体开始衰落；在五十岁左右应多休息，因为此时人体的肝脏开始衰落，而肝开窍于目；在六十岁左右切忌多担忧顾虑，因为此时人体的心气开始衰竭；在七十岁左右脾气开始衰弱，皮肤开始枯萎；八十岁左右肺气衰弱，魂开始离散，因为肺藏魂；九十岁左右肾气衰竭，五脏的经脉都趋于空虚；百岁后五脏的血脉空虚，人体已经衰老。一个人从婴幼儿到青少年到壮年这段时期，血气渐长渐充渐盛，至三十岁而达到顶峰。这段时期体质多表现为以阳热为主。壮年开始，眼界逐渐开阔，接触人和事物越多越复杂，加上学习工作忙碌，还得顾及成家立业，还有一家老小要操心，烦恼的事情多了，思虑的事情需要周密，生活规律出现了不正常。加上现代人的生活少不了熬夜与狂饮，吃喝不定时、不定量，故各种疾病就开始在身体内埋下种子，这就导致这个时期体质的复杂与多样性。到了不惑之年以后，身体已经开始走下坡路，精气血逐渐衰减；到天癸衰竭时，人已经从血气方刚变为以虚性（或夹痰瘀）为主的体质了。

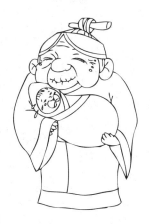

3.性别

按性别可以将体质分为男性体质与女性体质。男女两性存在生理病理上的差异，具有不同的体质特点。唐宗海在《血证论》中专列"男女异同论"，即是从两性体质的不同，论其证治有别。《素问·上古天真论》中就有男女的肾气由未盛到逐渐充盛，再到逐渐衰少继而耗竭的演变过程的论述。

从总体上来说，男属阳，禀阳刚之气，多体格强壮，性情外向豪迈，故多阳热、肝旺体质；女属阴，禀阴柔之气，多体格娇小，性情内向温婉，故阴虚体质多。男子以肾为先天，以精气为本，故多伤精耗气，病多在气分，所以气虚、精亏体质多；女子以肝为先天，以血为本，故多伤血，病在血分者多，所以多血虚、阴虚体质。男子多粗犷，凡事不往心里放，心胸开阔；女子多细腻谨慎，说过做过的事会存在心里，故有时候易因钻牛角尖而转不过弯，放不下心中所虑而气机郁滞，胸胁胀闷，不思饮食，故多气郁体质。

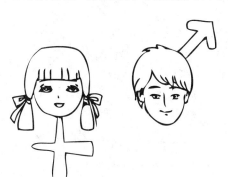

此外，女子有经、带、胎、产、乳等特殊生理时期，故在月经期、妊娠期、哺乳期的身体状况均有不同特点：从青春期到更年期，月经周期贯穿于女性的几十年生活中，给女性带来了多方面的生理影响，如神经紧张、易怒、沮丧、失眠、恶心、头痛等。有的人月经来潮时，可因

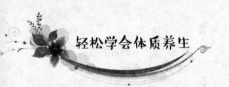

失血而致面唇色白，一派血虚征象；有的人亦可因血行不畅，下腹剧痛而呈现血瘀征象。妊娠期由于阴血下聚供养胎儿，容易出现阴血不足、气易偏盛的现象，有人感觉腹中的胎儿就像一盆火，故又有"孕妇宜凉"一说。产后气血大虚，易自汗，易感风寒，易口唇干裂、大便燥结，故又有产后多虚多瘀之说。

肾精对于人体的生长发育及生殖起着至关重要的作用。当人体的肾精开始衰竭时，人体的机能也开始逐步衰竭。所以，中医养生无论男女一般均以保养肾精为主。

二、后天影响 ▷▷▷

（一）情志

"笑一笑十年少，愁一愁白了头"。人的心情对体质的形成有重要影响。《素问·阴阳应象大论》说："人有五脏化五气，以生喜怒悲忧恐。"喜怒悲忧恐这五种情志变化再加上思和惊，就构成了"七情"。情志是人体对外界客观事物刺激的正常反应，反映了机体对自然、社会环境变化的适应调节能力。

情志的太过与不及会导致心理状态发生改变，而又因为情志活动与人的脏腑气血二者间有密切联系，故情志异常时会对脏腑气血功能产生影响，进而影响体质。

1.怒

"怒则气上""怒伤肝"，表现为面红目赤，头胀头痛，甚至大口喷吐鲜血，昏厥猝毙。就像三国的周瑜被诸葛亮气得太厉害了，最后吐血而死。易怒的人在日常生活中性格急躁，容易生气。若不加以控制，容易患高血压、急性肝炎、急性胆囊炎等。

2.喜

"喜则气缓""喜伤心"，会导

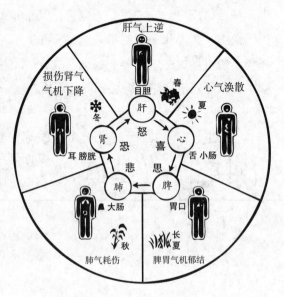

致心气涣散于外，轻则精神不能集中或神志失常，重则可致心气暴脱而气息微弱、大汗淋漓、面色苍白、手撒肢冷、二便自遗、脉微欲绝等。乐极生悲就是典型的例子，如大家熟悉的《范进中举》中的范进因中举喜极而疯，就是喜乐导致的心气涣散，后来被胡屠户打了一巴掌才清醒。

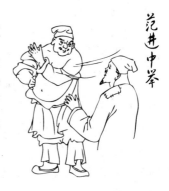

范进中举

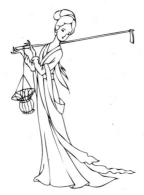

黛玉葬花

3.悲

"悲则气消""悲伤肺"，过度的悲伤会损伤肺气，致气机宣降失和，表现为情绪低落、频频落泪、气短胸闷、乏力懒言等。《红楼梦》中吟出"一朝春尽红颜老，花落人亡两不知"的林黛玉就属于悲忧太多而致的气虚型体质。

4.恐

"恐则气下""恐伤肾"，过度的恐惧损伤肾，致肾气失去固摄作用，气机下陷。最典型的表现为二便失禁、腰酸腿软。长期处于惊恐状态下会损伤肾精，导致精亏体质。

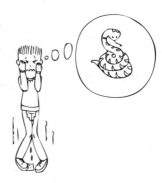

5.惊

"惊则气乱"，惊影响脏腑气机主要影响心神，致心神不定、气机逆乱，表现为惊悸不安或头脑顿时空白、手足无措、张口结舌，甚至导致失忆。如有许多人在目睹车祸现场后会出现暂时失忆，就是惊吓太过的原因。

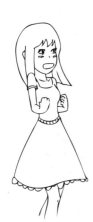

6.思

"思则气结""思伤脾"，过多思虑伤了脾气，致脾气郁滞，运化无权，表现出不思饮食、胃脘胀满、便秘或大便次数增多不成形。我们在准备重要考试时食欲下降也多和思伤脾有关。若长期思虑使气滞不畅，易形成血瘀或气郁型体质，易引发癌症等。

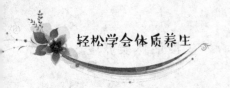

7.忧

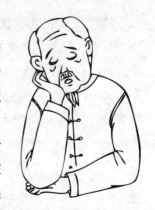

《灵枢·本神》说："愁忧者，气闭塞而不行。"若过度忧愁，则不仅损伤肺气，也能损伤脾气而影响食欲。肺是表达人的忧愁情志活动的主要器官。当人因忧愁而哭泣时，会痛哭流涕，这主要是因为肺开窍于鼻，肺主气，为声音之总司。忧愁悲伤哭泣过多会导致声音嘶哑，呼吸急促等。肺主皮毛，故忧愁会使人的面部皱纹增多。忧伤肺，人在悲伤忧愁时，可使肺气耗散，出现感冒、咳嗽等症状，还可表现荨麻疹、斑秃、牛皮癣等皮肤病。

七情变化可以通过影响气机进而影响脏腑功能盛衰而影响体质。若长期强烈持久的情志刺激，超过了人的体能负荷范围，可导致脏腑精气不足或紊乱。

（二）饮食起居

饮食是维持机体生命活动的基本条件。五味调和，滋养五脏可增强体质。相反，若五味偏颇，则脏气偏颇而体质有所变化。

"民以食为天"。饮食是人体汲取营养和维持健康的前提条件，是生命活动的重要来源。一日三餐，必不可少，所以说人的体质是后天吃出来的也不为过。饮食对我们的健康和体质形成具有举足轻重的意义。"病从口入"这句话可以理解为无论是饮食不节或饮食偏嗜，时间一长必会对体质产生巨大的影响，使其趋于偏颇。饮食物有不同成分或性味特点，而人之五脏六腑各有所好，五味对应五脏，酸能收敛固摄，苦能泄下、燥湿、坚阴，甘能补益和中，辛能发散行气血，咸能软坚散结。但如果长期嗜好某种味道的食物，就会使该性味所对应脏腑之脏气偏盛，机能失调，还可致脏腑间的五行平衡关系失调而出现他脏病变。

所以，我们应该在吃的方面均衡搭配，营养全面。目前影响体质的饮食问题主要有营养过剩、营养不良及食法不当。

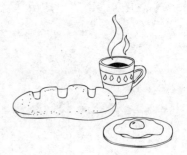

1.营养过剩，多致痰湿

随着人们生活水平的提高，饮食日益改善，营养过剩情况日益严重。中医认为，营养过剩多会致痰湿体质。这是因脾胃难于消化转输而致"积食内停"，久之则易聚湿、生痰、化热。

（1）**多食偏食**：有的人不注意荤素搭配，光吃肉不吃青菜，而有些家长也纵容孩子，认为肉类蛋白质丰富利于长身体。殊不知一荤三素或者两荤两素才为合理的菜式搭配。肉类固然有营养，但俗话说得好："鱼生火，肉生痰，豆腐青菜保平安。"肉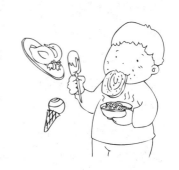类吃多了易生痰湿。而一些商家为了吸引消费者，在食品的包装设计、口味独特方面下足了心思。这些食品虽然色香味俱全，但大多数是高热量、低营养。如果把这些食品当主食，长久以往，多余的热量在体内堆积，易生成痰湿。

如果能掌握一点食物能量计算方法，我们就可以控制热量的摄入。计算饮食所含的热量，首先要知道其中热量营养素的重量，然后利用以下公式计算：热量（卡）＝糖类克数×4＋蛋白质克数×4＋脂肪克数×9＋酒精克数×7。

（2）**过咸过辣**：咸味、辣味易引起人们食欲大开，结果不知不觉之中食量大大超过了本来的计划。明代著名养生家王蔡曾说："辛多败正气，咸少促人寿。"提倡五味应调和，任何一味偏多都会对身体不利，所谓过犹不及就是这个道理。

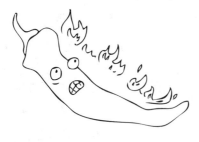
我国北方地区烹调多用盐、酱，长期吃咸不仅形成钠水潴留之痰湿水饮，于老年还易致血瘀体质。且过食咸则伤血伤心，形成心气虚。

在我国四川、湖南、湖北、贵州、云南等地区，由于多雨潮湿，人们多嗜辛辣食物。辣椒味辛、性大热，有很强的发散作用。吃辣椒可以御寒祛风湿，并可杀灭容易在潮湿环境下滋生的细菌。但在北方偏食辣就会出现口干舌燥、咽喉肿痛、便秘上火等问题。即便是从南方到北方的人，也会因北方气候和环境变化的影响，体质逐渐发生改变。因此，为保证体质不发生偏颇，随着生活环境的变迁，吃辣的习惯也应随之改变。

（3）**常吃夜宵**：经常喜欢吃夜宵的人，如果进食的是高脂肪、高蛋白的食物，很容易使人体内血脂升高。夜间进食太多，或频繁进食，会导致肝脏合

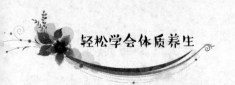

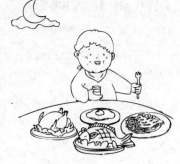

成的血胆固醇明显增多，成为动脉粥样硬化和冠心病、阳痿等疾病的诱因之一。同时，长期吃夜宵会反复刺激胰岛，使胰岛素分泌增加，久而久之，便造成分泌胰岛素的 β 细胞功能提前衰退，发生糖尿病。

此外，夜宵过饱可使胃胀，"胃不和则卧不安"，容易出现失眠。所以那些夜行狂欢一族、生活忙碌无规律一族、麻将赌博一族或是网游一族多不遵照养生规律，想吃就吃，久而久之，会致痰湿夹气虚，甚至导致阳虚、血瘀体质。

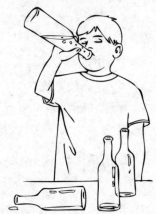

（4）**嗜酒成癖**：如果少量而适当地喝酒可促进血液循环，节假日适量饮酒也可增加节日气氛。但若长期逢餐必酒，或饮酒过量，就容易聚湿生痰化热，危害健康。而且大量喝酒既伤脾胃（吃不下饭、腹胀、呕吐影响了正常饮食消化），又伤肝脏（解毒功能紊乱），易致肝硬化甚至肝癌。一次大量喝酒还易酒精中毒猝死。

2.营养不良，多致正虚

虽说"若要身体安，三分饥和寒"，但若由于摄食量少等原因致机体营养缺乏，气血化生无源，脏腑组织失养，则机能下降形成阳虚。且又因正气不足，抗病力弱，外易招致邪入，内易自生寒湿。久不纳食，胃失所养易使胃脘不舒；长期发展，又易在心理方面形成障碍，出现厌食症等身心疾病。

（1）**偏食节食**：若为了某种喜恶而专食某类食物或坚决不食某类食物，又或为了追求苗条身形等原因刻意控制自己少吃或不吃。这些因素都会导致营养摄取不足或不完全。我国自古就有"五谷为养，五果为助，五畜为益，五菜为充"的说法。搭配得当，才不会造成营养缺失，更有利于人体阴阳平衡与脏腑组织功能的正常发挥。所以在生活中应粗细粮搭配，荤素菜兼有。

（2）**不吃早餐**：常言道："早餐要吃饱，午餐要吃好，晚餐要吃少。"早上7～9时正是胃当令之时。胃经过了一夜的蠕动，存食基本排空，此时正处于空虚状态，需要补充水分和吸收营养。同时胆囊中的胆汁也已经准备好，食物一入胃肠便排出帮助消化。如果贪睡懒觉或图省事而不吃早餐，长此以往必然损伤脾胃的运化功能和肝胆疏泄功能，导致痰湿和气郁体质。所以，有的人以不吃早餐来减肥，结果却"越减越肥"，原因就在于此。

（3）长期素食：长期素食的人因为缺少植物蛋白无法替代的动物蛋白，故有可能出现气血化生不足而致的面色少华、体乏无力、精神不振、声低懒言、意志低沉等气血亏虚症状。因此，饮食尽量荤素 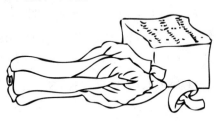 搭配，以1：1为好。若已适应只吃素食的人也应多吃些补充气血的食物，如红枣、桂圆、枸杞子、糯米之类。

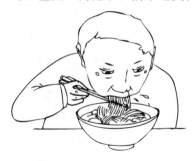

3.食法不当

（1）食速过快：有的人吃饭狼吞虎咽，吃得太快，使食物在口中没有被充分嚼碎嚼烂，无形中就给胃增添了负担，长久下去就导致脾胃运化不足，产生痰湿体质或耗气致气虚体质。

（2）常吃生冷寒凉食物：现在冰箱普及了，不仅为保鲜食物提供了方便，更为人们无论冬夏地吃冷饮创造了条件。要知道脾胃把饮食转化为能被机体利用的精微物质，以及将这些精微物质吸收运输到全身，靠的是脾阳脾气的作用，冰冷寒凉之物最易伐伤脾阳。年轻人仗着气盛血旺无所顾忌，不仅夏天天天离不开冷饮，冬天也离不开冰激凌，不知此举为日后埋下了祸根。寒凉之物进入人体需阳气温化，且寒性凝滞，多吃寒凉东西易形成阳虚体质及血瘀体质（"血得温则行，得寒而凝"）。不仅从冰箱里取出之物不宜立即吃，就是一些性味寒凉的果蔬对于脾胃虚寒的人来说亦少吃为妙，如冬瓜、苦瓜等。

由上可知，在饮食方面，食物种类、食品加工、饮食结构、进食习惯等诸多方面均会在一日三餐中潜移默化地影响我们。吃的有偏差，时间一长，就能

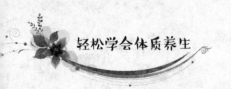
影响我们的体质。所以我们要多花心思在饮食上，让合理的膳食结构、科学的饮食习惯、适当的营养水平促进身体的正常生长发育，使精气神旺盛，脏腑功能协调，痰湿不生，阴平阳秘，体质强壮。

（三）劳逸

适当的劳作和体育锻炼可使筋骨强健，关节通利，气机条畅，气血调和，脏腑功能正常，预防心血管病，降低糖尿病发生概率，控制体重与改变体型，减缓心理应激。而适当的休息有助于消除疲劳，放松心情，尽早恢复体力和脑力，维持正常的生理机能。故劳逸结合，有利于人体最有效地利用精力，并保持人体身心健康，形成平和的体质。过劳或过逸都会使身体出现偏颇，影响体质。

1.过度劳累

（1）**劳力过度**：我们经常见到一些体力劳动者或者职业运动员患有疲劳综合征。他们看上去体格健壮、肌肉结实，像是很健康的样子，可是大多存在不同程度的虚损性疾病。长期高强度的劳动或训练会耗伤人体正气，内脏的精气被损耗后，导致机体的生理机能下降，一是肺气损伤，表现为声低懒言、神疲乏力、喘息汗出等；二是脾气损伤，出现食欲减退、脘腹胀满等。故劳力过度易致气虚体质。形劳也易致形体损伤，"久立伤骨""久行伤筋"，长时间负荷重物或无间歇地运动使得筋骨、关节、肌肉损伤，积劳成疾。所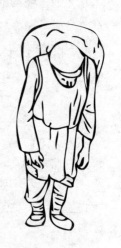以运动员为国家获得荣誉的背后是他们长期与一身的伤病做斗争的艰苦过程。

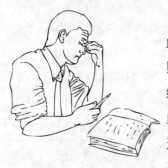（2）**劳神过度**：心藏神，脾主思，脾化生气血，血以养神，故劳神过度首伤心脾。用神太过不予休养则暗耗心血，导致心悸健忘、失眠多梦；损伤脾气则纳呆食少、口淡无味、腹胀便溏。进食少了，化生气血之源少了，又会致神疲乏力、精神不振、情绪低迷，形成恶性循环，终致气血两虚。有的人劳神太过，血虚无以养发，故年纪轻轻便头发花白。

（3）**房劳过度**：房事不加节制，恣意妄为，会过度动用人体的肾精、肾

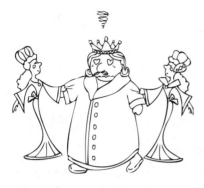

气，出现腰膝酸软、眩晕耳鸣、齿脱发落、性功能减退等肾精亏虚表现。若肾阳被伐，还可出现形寒肢冷、精神萎靡、小便清长频数、五更泄泻等肾阳虚症状。所以古语云："年过二十不宜连连，年过三十不宜天天，年过四十要像数钱（古时以五为单位），年过五十进山拜庙（初一、十五两回），年过六十要像过年。"这虽是一个逗乐似的俗语，但充分体现出古人对房事应有节制的认识，年龄越大，越要注重肾精的封藏。

2.过度安逸

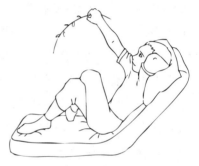

过度安逸一般有体力过逸和脑力过逸两方面。体力过逸指的是运动少、劳动少的人，因为体内阳气不能被振奋起来，气机不条达舒畅，故而各脏腑之职能不能更好地发挥。其中尤以脾胃运化机能减退较为明显，导致食少腹胀、肢困慵懒。现代人借科技之便省去必要的运动，如上下楼用电梯，出门坐车；空闲的时间也不运动，看电视、电脑，打麻将，坐着比躺着的时间都多。这样导致全身气机不畅，血液的运行及津液输布代谢出现障碍，极易形成气郁、血瘀、痰湿、湿热这样一些郁滞性体质。

脑力过逸是指人长期不动脑。人废弃思考，会使阳气不振、神气衰弱。而神御精气，除了出现精神萎靡不振、健忘迟钝外，还会导致身体各项机能下降，脾胃运化失职、肝胆疏泄无权等都可发生。"流水不腐，户枢不蠹，动也。"用进废退的生物科学法则，同样适用于人的大脑。大脑神经细胞和其他组织器官一样，越用越能保持其充沛的活力。总不用的话，神经细胞的减少速度就会加快。所以说，勤动脑，大脑就会永葆青春；思想懒惰了，就会反应迟钝。

（四）自然环境

人生存于特定的地理环境中，生命过程必然受到整个物质世界诸多因素的制约和影响。地理条件的差异性必然使不同时空条件下的群体在形态结构、生理功能、心理行为等方面产生适应性变化。

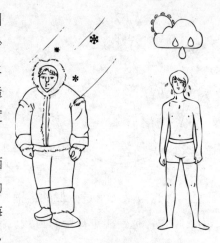

我国地域辽阔，从极东的乌苏里江口到极西的帕米尔高原，从极南的南海曾母暗沙到极北的漠河县漠河镇。这片广袤的土地上生活着的各民族人民因其地理位置不同，造成气候条件和生活习惯很不一样，很大程度上影响各地居民的体质。

《素问·异法方宜论》中就提出东南中西北五方地理气候特点及生活习惯不同使人的体质形成差异。东方地区气候温和，因近海而盛产鱼盐，人们多皮肤黝黑、腠理疏松，生病多为痈肿一类。南方地区地势低洼，气候常年温热湿润，少雪却雾露较多，故人们多吃酸类或带腐臭味的食物，其皮肤致密而显赤色，多发拘挛湿痹及湿热之病。中央地区地势平坦多湿，物产丰富，人们过得并不太辛劳，故病多为痿厥寒热一类。西部地区地势较高，多沙漠地带，人们通常依山而居，气候干燥而多风沙，水土质硬，故居民们多穿毛布等衣物，多吃使人易发胖的鲜美肉食，易生燥病或有内热的疾病。北方地区，地势亦高，冬季寒风席卷，人们喜欢吃牛羊肉及乳制品等御寒，易于形成痰湿体质或血瘀体质，因过于寒冷，人们常易得生寒痹及胀满等疾病。

（五）社会变迁与个人境遇

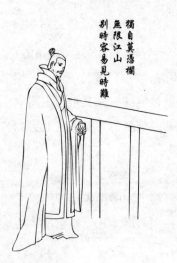

独自莫凭栏
无限江山
别时容易见时难

社会的变迁使人的生存环境、生活习惯、社会习俗、道德水准、精神状态、饮食结构等具有迥然不同的特征，故人的体质呈现出与其所处时代相适应的变化趋向。社会的发展极大地改变了人们的生存条件、生活方式和思想观念。开放的社会环境、激烈的生存竞争、快节奏的生活使人们的精神日趋紧张躁动，这已经成为现代人最具代表性的心理特征。这种变化正是人群体质特征的外化和显现。社会地位、个人境遇、疾病及生活环境的变化是导致体质变异的重要原因。

体质的分类

▲

中医学的体质分类，是以整体观念为指导思想，以阴阳五行学说为思维方法，以藏象及精气血津液神理论为理论基础，运用中医四诊的方法，通过主客观评测而完成的。体质的分类方法是认识和掌握体质差异性的重要手段。

目前常用的体质分类方法有四分法、五分法、六分法、七分法、九分法、十二分法、十三分法等。本书根据常用的九种体质分类法分别讲述。目前国家体质标准将体质分为平和质、气虚质、阳虚质、阴虚质、痰湿质、湿热质、血瘀质、气郁质、特禀质九种类型。

一、平和质

平和质是指阴阳气血功能较为协调平衡的体质类型，以形体适中、面色与肤色明润含蓄、精力充沛等为基本特征。

1.形体特征

身体健壮，体形匀称，胖瘦适度。

2.神色特征

面色与肤色因为人种与环境之别有五色之分，但是都明润含蓄，唇色红润，头发稠密有光泽，精力充沛，不易疲劳，反应灵活，思维敏捷，目光有神，性格随和开朗。

3.饮食起居特征

夜眠安和，食量适中，二便正常。嗅觉通利，味觉正常，精力充沛，耐受寒热，自身调节和对自然环境和社会环境适应能力较强。

4.舌脉特征

舌淡红，苔薄白。脉象和缓有力，脉平或沉。

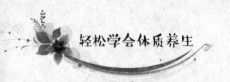

5.发病倾向

平和体质人群不易感受外邪，较少生病。若生病，多为表证、实证，并且易于治疗，康复较快，有的不需要治疗即可康复。此类体质在后天调养得当、生活适宜的情况下不易改变。此类体质人群容易长寿。

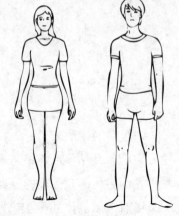

二、气虚质

气虚质是指元气不足，气的推动、防御、气化、温煦等功能较弱的体质类型，以气短、神疲、乏力、自汗等气虚表现为基本特征。

1.形体特征

身体较弱，较瘦小，肌肉松软。

2.神色特征

面色与肤色和平和质无太大区别，或面色少华，平时气短声低，少气懒言，精神不振，身体较容易疲乏；尤其在活动后，容易出汗、头晕、目眩。目光少神，毛发不泽，性格较内向，不喜欢冒险。

3.饮食起居特征

夜寐尚可，容易失眠或嗜睡、健忘、多梦。食量较小，口淡，进食无味，易腹胀。小便偏多，大便正常或经常便秘，且容易泄泻。

4.舌脉特征

舌质淡嫩，舌形胖大，舌边常有齿痕。脉虚无力。

5.发病倾向

气虚体质人群容易患感冒、内脏下垂等病，病时多为里证、虚证，病后需治疗且康复缓慢。不耐受寒邪、风邪、暑邪、湿邪，自身调节和对自然环境、社会环境的适应能力较平和质弱。

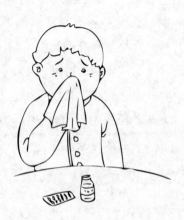

三、阳虚质

阳虚质是指阳气不足，阳气温养、推动、蒸腾、气化等作用较弱的体质类型，以畏寒怕冷、手足不温等虚寒表现为基本特征。

1.形体特征

形体适中或身体较弱，较瘦小或白胖，肌肉松软。

2.神色特征

面色与肤色较平和质苍白且欠华，精神不振，容易疲乏，出虚汗或易出汗。动作迟缓，反应较慢，性欲偏弱，性格内向喜沉静，少动，或胆小易惊。

3.饮食起居特征

平时喜睡，食量较小，喜热饮食。平素怕冷喜温，或体温偏低，四肢凉。大便常较稀薄，小便多，尿清长。腰膝酸软，耐夏不耐冬，易感受风邪、寒邪、暑邪、湿邪，自身调节和对自然环境、社会环境适应能力较平和质弱。

4.舌脉特征

舌淡胖嫩，苔可见白滑。脉沉迟或细数无力。

5.发病倾向

阳虚体质人群发病多为寒证，易患感冒、痰饮、肿胀、泄泻、阳痿等病。冬天易生冻疮，感受外邪易从寒化，病时多为里证、虚证、寒证，病后需治疗且康复缓慢。

四、阴虚质

阴虚质即是指阴液亏少，制阳、滋润、濡养等作用较弱的体质类型，以体形瘦长、眼干涩、咽干、手足心热等虚热表现为基本特征。

1.形体特征

形体适中或体形偏瘦，但较结实。

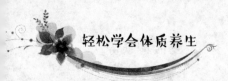

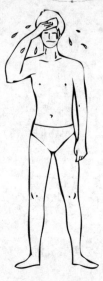

2.神色特征

面色多略偏红或微苍黑，或皮肤呈油性，不畏寒，易畏热喜冷，手足心热，易盗汗。精神较阳虚质亢奋，性情急躁，动作敏捷，反应灵敏，性格外向，喜欢运动，活泼，自制力差。

3.饮食起居特征

平时睡眠不实，易失眠或夜梦多。食量可较大，容易饥饿。口燥咽干，唇红，鼻唇干燥。喜冷饮，大便多干燥不易排，小便短黄。耐冬不耐夏，易感受暑邪、热邪、燥邪，自身调节和对自然环境、社会环境适应能力较平和质弱。

4.舌脉特征

舌红少津或少苔，脉细数。

5.发病倾向

阴虚体质人群耐冬不耐夏，不耐受燥邪。易患虚劳、失精、不寐（失眠）、头晕、耳鸣等病。对风邪、暑邪、热邪等易感性强，易患阴亏燥热病变。病时多为里证、热证、实证，皮肤易生疖疮；病后需治疗且康复较缓慢。

五、痰湿质

痰湿质即是指痰湿内阻或流窜，阻碍阳气与气机的体质类型，以形体肥胖、腹部肥满松软、头晕、身体酸重、口黏、苔腻等痰湿表现为基本特征。

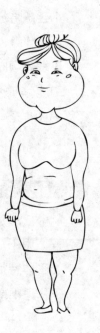

1.形体特征

体形肥胖，腹部肥满松软，肌肉较松软。

2.神色特征

面部皮肤油脂较多，多汗且黏，胸闷脘痞，咳嗽痰多，痰质黏稠，头重如裹，肢体沉重酸痛，或见神志错乱而发癫、狂、痫、痴，或见身体某些部位出现圆滑柔韧的包块等。性格偏温和、稳重，多善于忍耐。

3.饮食起居特征

纳呆，呕恶，口黏腻或甜，喜食肥甘甜黏。倦怠乏力，咽部异物感，小便浑浊，大便正常或经常稀薄黏腻，排便不爽。出虚汗或易出汗。适应能力一般，对梅雨季节及潮湿环境适应能力差。

4.舌脉特征

舌苔厚腻，脉滑或濡。

5.发病倾向

痰湿体质人群易患消渴、中风、胸痹、瘿瘤、瘰疬、梅核气、乳癖等病，病时多为实证，病后需治疗且康复较缓慢，部分疾病不能治愈。

六、湿热质

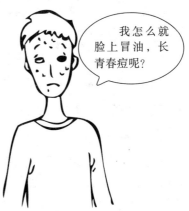

> 我怎么就脸上冒油，长青春痘呢？

湿热质即是指湿热内蕴的体质类型，以形体偏胖、面垢油光、易生痤疮、身重困倦、口苦、苔黄腻等湿热表现为基本特征。

1.形体特征

形体适中或偏瘦。

2.神色特征

面色垢有油光，容易生痤疮。汗出黏腻较黄，身重容易感觉困倦。动作敏捷，反应灵敏，性格外向，喜运动，急躁易怒，自制力差。

3.饮食起居特征

口苦口干，大便溏但黏滞不畅或燥结，小便短黄，男性易阴囊潮湿，女性易带下量多色偏黄，或黄带有异味。适应力一般，但对夏季湿热气候、湿重或气温较高环境较难适应。

4.舌脉特征

舌质偏红，苔黄、滑腻。脉濡数或滑数。

5.发病倾向

此类体质人群易患疮疖、黄疸、热淋、痤疮等火热病症。病时多为实证、热证，病后需治疗且康复较缓慢，部分病不能治愈。

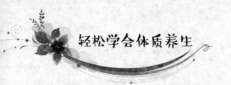
七、血瘀质

血瘀质即是指瘀血内阻，血行不畅的体质类型。瘦人居多，以面色晦暗、易患疼痛、口唇暗淡或紫、眼眶暗黑、发易脱落、肌肤干燥、女性多见痛经或闭经等血瘀表现为基本特征。

1.形体特征

形体可见适中、偏瘦、偏胖。

2.神色特征

面色与肤色晦暗，色素沉着，或见到皮肤出现丝状红缕，容易出现皮下紫斑，可见口唇指甲暗淡，或见到局部刺痛，疼痛拒按，痛有定处。精神可见亢奋，亦能见萎靡不振，根据情况而定。性格内郁，心情易烦、易怒，健忘。

3.饮食起居特征

饮食正常，大便尚可或大便色黑如柏油状，小便调，妇女崩血、漏血，月经色暗有瘀块。适应力一般，但不耐受寒邪。

4.舌脉特征

舌色暗紫或有紫色瘀斑，舌下络脉紫暗曲张。脉多细涩或结、代。

5.发病倾向

血瘀体质人群易患肿瘤、痛证、胸痹、中风、出血等。病时多为实证、虚实夹杂证，病后需治疗且康复较缓慢，部分疾病康复较快。不耐受风邪、寒邪。

八、气郁质

气郁质即是指机体气机郁滞，气运行不畅的体质类型，以形体偏瘦、神情抑郁、忧虑脆弱、烦闷不乐、胸胁胀满、走窜疼痛、善太息、睡眠较差、健忘、痰多等气郁表现为基本特征。

1.形体特征

形体适中或偏瘦，但以形体瘦者为多。

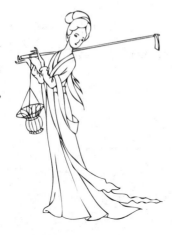

黛玉葬花

2.神色特征

面色无特殊,胸胁常烦闷,脘腹易胀闷,常嗳气、肠鸣、矢气等,精神可见亢奋,亦可见抑郁,常烦闷不乐。性格易抑郁,敏感多疑,易悲伤,内向,不稳定。

3.饮食起居特征

常见食量少,失眠,多梦。大便偏干或大便溏稀,小便一般正常。女性可见月经不调。适应能力较差,尤其对精神刺激适应能力较差;不耐受阴雨天气。

4.舌脉特征

舌淡红,苔薄白。脉弦。

5.发病倾向

气郁体质人群易患郁证、不寐、惊恐、脏躁、梅核气、百合病等。病时多为实证,病后部分患者可自愈,但大部分需治疗,康复较缓。

九、特禀质

所谓特禀体质,其实包涵两层意思,即先天的和特殊的体质。特禀质是指有一些先天性禀赋或者先天性遗传性疾病的体质,包括过敏体质、先天性畸形或生理缺陷等。

1.形体特征

无特殊,或有畸形,或有先天生理缺陷。

2.神色特征

面色无特殊,过敏性体质即使不是感冒也经常鼻塞、打喷嚏、流鼻涕,容易患哮喘。过敏性体质皮肤多为敏感性,易出现皮肤过敏、哮喘、鼻炎、荨麻疹等。心理特征因禀质特异而不同。

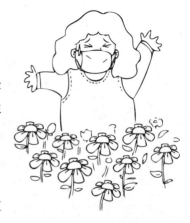

3.饮食起居特征

容易对药物、食物、气味、花粉、季节过

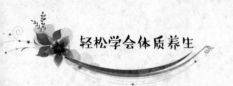

敏。皮肤容易起荨麻疹（风团、风疹块、风疙瘩），常因过敏出现紫红色的瘀点、瘀斑；皮肤常一抓就红，并出现抓痕。适应能力差，如过敏性体质对季节的适应能力差，易引发宿疾。

4.舌脉特征

舌淡红或淡白，苔薄白。脉弱。

5.发病倾向

特禀体质人群属过敏性体质，易出现药物过敏、花粉症等过敏性疾病；有的特禀质易发生血友病等遗传性疾病以及先天性愚型和中医所称的"五迟""五软""解颅"等；有的易发生胎寒、胎热、胎痫、胎肥、胎弱等胎传疾病。

九种体质分类表

类型	总体特征	形体特征	常见表现	心理特征	发病倾向	适应能力
平和质	阴阳气血调和，以体态适中、面色红润、精力充沛等为主要特征	体形匀称健壮	面色、肤色润泽，头发稠密有光泽，目光有神，鼻色明润，嗅觉通利，唇色红润，不易疲劳，精力充沛，耐受寒热，睡眠良好，胃纳佳，二便正常，舌色淡红，苔薄白，脉和缓有力	性格随和开朗	平素患病较少	对自然环境和社会环境适应能力较强
气虚质	元气不足，以疲乏、气短、自汗等气虚表现为主要特征	肌肉松软不实	平素语音低弱，气短懒言，容易疲乏，精神不振，易出汗，舌淡红，舌边有齿痕，脉弱	性格内向，不喜冒险	易患感冒、内脏下垂等病；病后康复缓慢	不耐受风、寒、暑、湿邪
阳虚质	阳气不足，以畏寒怕冷、手足不温等虚寒表现为主要特征	肌肉松软不实	平素畏冷，手足不温，喜热饮食，精神不振，舌淡胖嫩，脉沉迟	性格多沉静、内向	易患痰饮、肿胀、泄泻等病；感邪易从寒化	耐夏不耐冬；易感风、寒、湿邪
阴虚质	阴液亏少，以口燥咽干、手足心热等虚热表现为主要特征	体形偏瘦	手足心热，口燥咽干，鼻微干，喜冷饮，大便干燥，舌红少津，脉细数	性情急躁、外向、好动、活泼	易患虚劳、失精、不寐等病；感邪易从热化	耐冬不耐夏；不耐受暑、热、燥邪
痰湿质	痰湿凝聚，以形体肥胖、腹部肥满、口黏苔腻等痰湿表现为主要特征	体形肥胖，腹部肥满松软	面部皮肤油脂较多，多汗且黏，胸闷，痰多，口黏腻或甜，喜食肥甘甜黏，苔腻，脉滑	性格偏温和、稳重，多善于忍耐	易患消渴、中风、胸痹等病	对梅雨季节及湿重环境适应能力差

（续　表）

类型	总体特征	形体特征	常见表现	心理特征	发病倾向	适应能力
湿热质	湿热内蕴，以面垢油光、口苦、苔黄腻等湿热表现为主要特征	形体中等或偏瘦	面垢油光，易生痤疮，口苦口干，身重困倦，大便黏滞不畅或燥结，小便短黄，男性易阴囊潮湿，女性易带下增多，舌质偏红，苔黄腻，脉滑数	容易心烦急躁	易患疮疖、黄疸、热淋等病	对夏末秋初湿热气候，湿重或气温偏高环境较难适应
血瘀质	血行不畅，以肤色晦暗、舌质紫暗等血瘀表现为主要特征	胖瘦均见	肤色晦暗，色素沉着，容易出现瘀斑，口唇暗淡，舌暗或有瘀点，舌下络脉紫暗或增粗，脉涩	易烦，健忘	易患癥瘕及痛症、血证等	不耐受寒邪
气郁质	气机郁滞，以神情抑郁、忧虑脆弱等气郁表现为主要特征	形体瘦者为多	神情抑郁，情感脆弱，烦闷不乐，舌淡红，苔薄白，脉弦	性格内向不稳定、敏感多虑	易患脏躁、梅核气、百合病及郁证等	对精神刺激适应能力较差；不适应阴雨天气
特禀质	先天失常，以生理缺陷、过敏反应等为主要特征	过敏体质，数有畸形或有生理缺陷	过敏体质者常见哮喘、风团、咽痒、鼻塞、喷嚏等；患遗传性疾病者有垂直遗传、先天性、家族性特征；患胎传性疾病者具有母体影响胎儿个体生长发育及相关疾病特征	随禀质不同情况各异	过敏体质者易患哮喘、荨麻疹等；遗传性疾病如血友病等；胎传性疾病如五迟、五软等	适应能力差，如过敏体质者对易发过敏季节适应能力差，易引发宿疾

体质的简单评定

▲

扫码听书

　　体质分型是按照中医理论评价人体的健康状况及其适应能力所获得的结论。在医疗机构测定中医体质类型需要一定的设备与检测人员的经验，虽然比

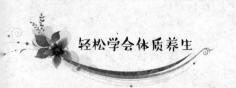

较精确，但颇复杂。怎么简单地辨别自己属于哪种体质类型呢？其实中医九种体质的划分本身是中医认知人体健康状况的特色，根据每个人的一些具体表现就可粗略确定。

一、体质的评定原则

在辨别体质时要做到五看、二问、一听、一闻、一数，即看形体、看神气、看面色、看舌象、看目光；问二便、问经带；听声音；闻体味；数脉搏。

一看形体

胖人多痰湿，瘦人多阴虚。痰湿质懒散，动作慢，坐下很沉重。气虚质消瘦，肌肉松软。瘦但灵活，就是阴虚内热的体质。

二看神气

阴虚内热，兴奋，易烦躁，易激惹。气虚、阳虚，则多偏于安静，偏于消沉。痰湿质慵滞，容易反应迟钝，有点呆的感觉。

三看面色

面色偏黄的属气虚或偏湿。可能是湿热初期，热势不甚，也可能是痰湿。若面色偏红为湿热，偏白为痰湿。皮肤干黄，没有光泽，属气虚体质。面色㿠白，是阳虚的表现。面色暗、口唇暗属瘀血。

四看舌象

舌体大，颜色淡，属气虚或阳虚体质。舌体小而软，无力，属气虚。舌体小而红，属阴虚。舌苔厚，属湿热或痰湿体质。无舌苔为阴虚。

五看目光

炯炯有神，属平和体质。目光无神，属气虚或阳虚体质。眼睛巩膜上有脂肪沉淀，还有小血丝，看上去浑浊，属血瘀、痰湿或湿热体质。

问二便

经常小便发黄属阴虚。小便多、夜尿多属气虚、阳虚。大便不成形，吃东西敏感（如吃辣拉肚子），属气虚、阳虚。大便干结或溏泻不爽，小便黄，排泄不畅，属湿热体质。

问经带

月经不调，色紫暗有瘀血夹块，为血瘀质。白带量多色黄，为湿热质。

听声音

说话声音轻浅，属气虚或阳虚。底气足，为痰湿或者平和质。

嗅体味

汗味、体味特别大，属痰湿、湿热。口气臭，属痰湿、湿热或阴虚。

数脉搏

脉次不清楚，若有若无，为阳虚性体质。脉次无间歇，但跳得不均匀，为血瘀或者气郁体质。脉次较快，为湿热或阴虚。脉次慢为阳虚或气虚。

二、不同体质的评定标准 ▶▶

1.平和质

评定标准：通、荣、平，适应能力强。气血津液运行通畅，营养充足，体重在标准范围之内，无明显不适。所谓标准体重的简易计算法是：身高（厘米）－ 105＝体重（公斤），在标准体重加减10%的范围之内均属正常。如一个人身高175厘米，他的标准体重为70公斤，如这人的体重在63～77公斤之间波动就属于标准范围。

2.气虚质

评定标准：弱、汗、虚、疲。身体弱、常汗出、无力、精神萎靡、易疲倦，各种症状在活动后更厉害，脉无力。

3.阳虚质

评定标准：少、白、稀、冷。少是少气懒言，神疲乏力；白是面色白，舌淡白；稀是大便溏薄，小便清稀；冷是畏寒肢冷，或腹痛喜温喜按。

4.阴虚质

评定标准：红、干、热、数。红是两颧潮红，舌色红；干是咽干口燥，小便短赤，大便干结，形体消瘦；热是潮热盗汗，手心脚心发热，烦躁；数是脉搏跳动快，每分钟超过90次。

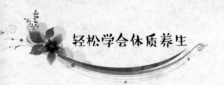

5.湿热质

评定标准：红、重、闷、浊。红是指湿热的人面红舌红；重是头昏沉如裹，嗜睡，身体困重；闷是胸闷脘痞，口腻不渴，纳呆，恶心，肢体关节、肌肉可有酸痛；浊是指大便稀溏秽浊、臭味大，小便浑浊，或皮肤出现湿疹、瘙痒，妇女可见带下量多，或面色晦垢，易生痤疮。

6.气郁质

评定标准：怒、胀、窜。平素性情急躁易怒，易于激动，或忧郁寡欢，胸闷不舒，时欲太息。若病则胸胁胀痛或窜痛；或乳房、小腹胀痛，月经不调，痛经；或咽中梗阻，如有异物；或颈项瘿瘤；或胃脘胀痛，泛吐酸水，呃逆嗳气；或腹痛肠鸣，大便泻利不爽；或气上冲逆，头痛眩晕，昏仆吐衄。

7.痰湿质

评定标准：胖、懒、重。形体肥胖，嗜食肥甘，神倦，懒动，嗜睡，身重如裹，口中黏腻或便溏，脉濡而滑，舌体胖，苔滑腻。若病则胸脘痞闷，咳喘痰多；或食少，恶心呕吐，大便溏泻；或四肢浮肿，按之凹陷，小便不利或浑浊；或头身重困，关节疼痛重着，肌肤麻木不仁；或妇女白带过多。

8.血瘀质

评定标准：刺痛、紫暗。面色晦滞，口唇色暗，眼眶暗黑，肌肤甲错，易出血，舌紫暗或有瘀点，脉细涩或结代。若病则上述特征加重，可有头、胸、胁、少腹或四肢等处刺痛。口唇青紫或有出血倾向，如吐血、便血等，或腹内有癥瘕积块，妇女痛经、经闭、崩漏等。

9.特禀质

评定标准：询问病史，可有多次过敏性疾病发生。其家族往往有相同病史。

人们的体质是错综复杂的，有些是单一体质，有些人则可能同时见到两种或两种以上的体质类型。如果多种表现集中出现在同一个人身上，这就可能是兼夹体质。

体质养生九原则

▲

扫码听书

我在门诊经常遇到一些病人说："我从来不吃药不看医生，不知道这次怎么一下就得了这么重的病。"我习惯反问他们："你知道汽车为啥跑了一定里程后，就得去换机油做保养，定期还要检修吗？"

众所周知，无论汽车还是摩托车，如果不按照自身的特性做保养和检修，到一定的时限就会出故障，甚至出重大交通事故。我们的身体各组织器官天天运行，同样需要保养和检修。因此，每个人如果能掌握身体变化的规律，主动采取各种养生措施适应其变化，就能避邪防病，保健延衰而"尽终其天年，度百岁乃去"。

一、主动休息

"主动休息"就是在还未疲乏时，让身体"充电"后再干活。这比连续工作、学习效果好，也不伤身体。不要等饿得头晕眼花了才吃东西。按时进餐，及时补充能量，精力才旺盛。不要等到口渴了再喝水，水是生命之源，人体始终需要得到水的滋润，才能保持旺盛的生命力。不要等困得手脚不听使唤才睡觉，充足的睡眠会让人精神饱满。

主动找寻可以让自己真正放松的方式，如去商场、书店逛逛；享受一下郊外散步和旅游；向家人或朋友倾诉自己的苦衷，释放心理压力；告诫自己"有张有弛地做事情，地球照转，天塌不下来"。

二、均衡营养

没有任何一种食物能全面包含人体所需的营养。因此，既要吃山珍海味，更要吃粗粮、杂粮、水果、蔬菜。要倡导"杂食"，这样才符合科学合理的均衡营养观念。日本有学者提倡每天要吃20种以上的食物，饮食合理，疾病必然很少发生。平时如能在调整膳食结构的同时，注意补充维生素、微量元素，

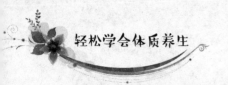

以满足人体需要，就能奠定健康的基础。

另外，营养的摄入与机体消耗之间的均衡也是身体健康的重要方面。每天的摄入量应根据自己的年龄、性别、劳动、活动等特点而定。如果每天摄入量大于消耗量，多余的能量会转变成脂肪沉积于血管壁上，使血管硬化，导致心血管病的发生。没有消化的蛋白质在肠道中变成毒素，也是诱发癌症的原因之一。如果消耗量大于摄入量则会使人消瘦乏力、免疫力下降，并导致许多疾病的发生。

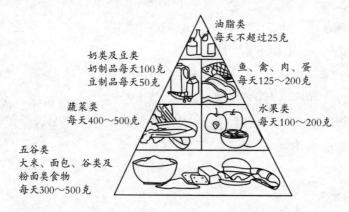

油脂类
每天不超过25克

奶类及豆类
奶制品每天100克
豆制品每天50克

鱼、禽、肉、蛋
每天125～200克

蔬菜类
每天400～500克

水果类
每天100～200克

五谷类
大米、面包、谷类及
粉面类食物
每天300～500克

上图是中国营养学会为居民提供的食物金字塔指导图，可以看出，合理膳食对健康至关重要。我们需要养成主动喝水，定时大便，慢食，节食，杂食，淡食，常吃水果的好习惯。

三、保障睡眠

睡眠能养精养气，能健脾益胃，亦能健骨强筋。人要是几个晚上不睡，就容易疲劳、生病；病人如果睡好觉，病就会减轻。所以养生之法，当以睡眠为先。

睡眠和每个人的身体健康密切相关。当人们处于睡眠状态中，大脑和身体得到休息、休整和恢复，有助于日常的工作和学习。科学提高睡眠质量，是人们正常工作、学习的保障。

【温馨提示】

（1）睡眠宜早，勿过十时，老年人勿过九点。千万勿自行以安眠药片助睡。

（2）枕上切忌思索计算未来事，睡时宜一切不思，视此身如无物，或如糖入于水、化为乌有，自然睡着。

（3）如有什么心事不能入睡，千万别在枕头上翻来覆去地思虑，这样最耗神，可坐起来一会儿，累了再睡。

（4）睡眠注意枕头高度及软硬是否合适。

四、自我放松

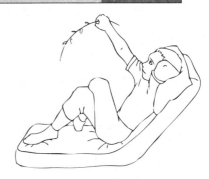

人之所以感到疲劳，首先是情绪使身体紧张。因此，要学会缓解压力，从紧张疲劳中解脱出来。要确立切实可行的目标定向，切忌由于对生活、家庭、工作等期望值过高而导致的心理压力过大。人在社会中生存，难免有很多烦恼和曲折，必须学会应付各种挑战，通过心理调节维护心理平衡。

自我调节心理平衡法是站在更高的角度，用辩证的观点、积极的心态看到事物发展的必然结果和事物之间的平衡关系，找到自己在事物中的位置，达到心理的自然平衡。平静地反思引起自己不平心情的事物，使身心回复自然，达到心态平衡，身体康复，活得更轻松潇洒。

五、培养情趣

兴趣爱好可以增加人的活力和情趣，使生活更加充实，生机勃勃，丰富多彩。例如，下棋、跳舞、画画等活动，不仅可以修身养性、陶冶情操，而且可作为一些心理疾病的辅助治疗手段。

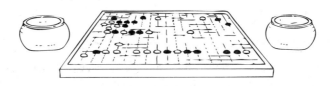

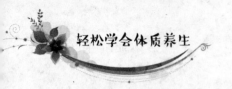

六、有氧运动 ⁂⁂

现代社会高度发达的物质文化生活使一些人经常在室内看电视、玩电脑，从而远离阳光和新鲜空气，缺乏适当的运动，日久可使人处于萎靡不振、忧郁烦闷的状态。因此，每周应抽出一些时间，远离喧嚣的城市，到郊外进行一些户外活动，呼吸新鲜空气，在氧气充足的情况下进行体育锻炼。

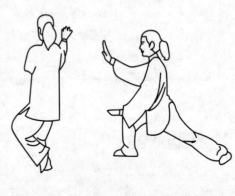

常见的有氧运动项目：步行、快走、慢跑、竞走、滑冰、长距离游泳、骑自行车、打太极拳、跳健身舞、跳绳、做韵律操，以及球类运动，如篮球、足球等。

七、调整心情 ⁂⁂

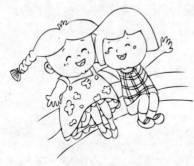

人不能一直处于高强度、快节奏的生活中，劳逸结合，张弛有度，对健康非常有益。避免为了鸡毛蒜皮的小利益、同事间的竞争和矛盾影响自己的情绪，有首《不生气歌》唱得好："人生就像一场戏，因为有缘才相聚。为了小事发脾气，回头想想又何必。别人生气我不气，气出病来无人替。我若气死谁如意，况且伤神又费力……"

开药治病是医生的事儿，保持一种平和的心态则是自己的事儿。遇事要顺其自然，天天有个好心情。

"恬淡虚无，高下不相慕"；"成，人将与我以美誉，我当笑纳而戒骄；失，人将与我以建议或抱怨，我当汲取其合理而戒馁"。这不仅仅是调节心理平衡的良方，更是一种修养与境界，也是解除痛苦的金钥匙。

【心灵鸡汤】

　　相传清康熙年间有这样一个故事：安徽桐城县有张、叶两家邻居，因建房而闹纠纷。张家朝中有人，叶家是当地望族，两家互不相让。张家写信至京，企求以势压人，结果官至礼部尚书的张英广回一封家书："千里家书只为墙，让他三尺又何妨。万里长城今犹在，不见当年秦始皇。"张家读罢，顿生惭色，于是让叶家三尺。叶家见状，感慨至深，也让张家三尺，两家房屋中间留下一条六尺巷。两家恩怨从此一笔勾销。

八、欣赏音乐

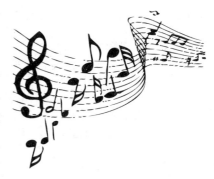

　　音乐可以表达情感，抒发情怀，引起人的共鸣。音乐以特殊的语言形式，满足了人们宣泄情绪、表达愿望的需求。而情感的适当抒发对人的健康十分有利。音乐不仅可以表达情感，还能通过其旋律的起伏和节奏的强弱调节人的情志，令人消愁解闷、心绪安宁、胸襟开阔、乐观豁达。正如音乐家冼星海所说："音乐，是人生最大的快乐。音乐，是生活中的一股清泉，是陶冶性情的熔炉。"

【温馨提示】

（1）养生的音乐，只能是文明健康、美妙动听而感人的音乐。消极颓废的音乐则非养生所宜。

（2）欣赏音乐要根据不同时间场合有针对性地选择乐曲。如进餐时，听轻松活泼的乐曲较为适宜，有促进消化吸收的作用；临睡前，听缓慢悠扬的乐曲，有利于入睡；工间休息时，听欢乐、明快的乐曲，有利于解除疲劳等。

（3）要结合个人的体质生理特点选择曲目。如老年人、气虚者及心脏病患者，宜选择慢节奏的乐曲；年轻人宜选择快节奏的乐曲等等。

（4）要根据个人爱好选择曲目。无论民族乐、西洋乐，还是地方戏曲，都能起到调节情志的作用，以个人喜好为原则选择曲目。

（5）音乐设备的选取。最好使用高保真音响播放正版CD音乐，在特殊的情况下，也可以利用随身听，但最好不要用耳塞式耳机，而用封闭式耳机，防止声波对耳膜的震荡伤害。

（6）音量要适当。音量的大小，以最佳听觉感受来收听音乐。但是注意控制睡眠音乐的音量低于一般音乐，以45分贝以下为宜。在欣赏音乐时，最好离开音响设备2米左右，并且置身于音响的正前方，这样可以比较好地接收音乐声波且左右均衡，对听觉最有利。

九、通畅二便

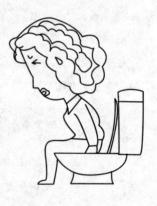

人活于世，有两件事情是必不可少的，一是吃喝，二是与之对应的排泄。"病从口入"，大家都清楚饮食与健康的密切联系。然而，有多少人能意识到身体的健康与我们的排泄同样关系密切呢？从生物学角度说，大小便是排除废物的过程，也是保持体液稳定的过程。维持正常的生命活动，需要排泄，否则将破坏内环境的稳定，甚至有人提出"上厕所的习惯决定健康"的观点。

饮食睡眠不规律，容易引起二便失常。因此，日常要多补充水分，增加水果及蔬菜等粗纤维的摄入，以免造成便秘等。也可用竹叶、西瓜皮煎水代茶饮，可通利小便，减少泌尿系感染及结石的形成。

趣话体质养生法

【小故事，大道理】

《汉书·霍光传》中记载了一个故事：有一户人家，灶上装了个直直的烟囱，灶旁堆满了木柴。有人劝他把烟囱改弯，把柴堆搬开，免得发生火灾。这一家对劝导很反感，不以为然。后来果然失火，幸亏左邻右舍来救火才扑灭，但很多人被烧得焦头烂额。于是这一家摆酒谢邻，让被烧伤者坐上席，却不请早先劝他改造烟囱的那个人。于是人们总结了这么两句话："曲突徙薪无恩泽，焦头烂额为上客。"

其实，很多人对待自己的身体又何尝不是注重治病而轻视养生呢？

扁鹊三兄弟从医，文王问扁鹊谁的技术水平最高。扁鹊说道："长兄最精于医术，中兄次之，自己最差，但也最出名。"文王问扁鹊为何这么说。扁鹊答道："我长兄治病，是治病于病情发作之前。由于一般人不知道他事先能铲除病因，所以他的名气无法传出去，只有我们家的人才知道。我中兄治病，是治病于病情初起之时。一般人以为他只能治轻微的小病，所以他的名气只及于本乡里。而我扁鹊治病，是治病于病情严重之时。一般人都看到我在经脉上扎针、放血、在皮肤上敷药做大手术等，所以以为我的医术高明，名气因此响遍全国。"文王赞叹道："你说得好极了。"

事后控制不如事中控制，事中控制不如事前控制。对待健康何尝不是如此呢？未病先防、防患于未然，才是中医养生的精髓。

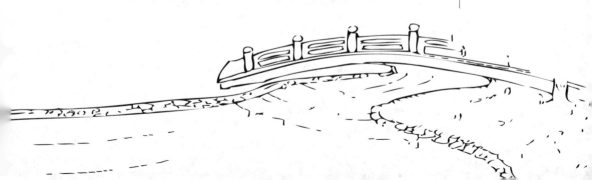

扫码听书

平和质

平和质是一种健康体质，重在平时的调护，以调心神、顺四时、勤运动为总原则。在饮食上注意节制；粗细粮食要合理搭配。起居应有规律，劳逸结合，保持充足的睡眠时间。可根据年龄和性别，参加适度的运动，同时要保持乐观开朗的情绪，积极进取，克制偏激的情感，及时消除生活中不利事件对情绪的负面影响。

一、起居养生 ▶ ▶ ▶

1.睡眠

人的一生，三分之一的时间都是在睡眠中度过的。医学研究表明，在深度睡眠中，人体细胞可以自我修复，尤其在夜间 10 点到凌晨 3 点间的睡眠称为"美容觉"，可以排除体内毒素，恢复人体功能。因此，作息应有规律，应劳逸结合，保持充足的睡眠时间。对于睡眠时间的长短没有统一的说法，因人而异，主要以第二天醒后精神饱满为准。一般成年人应该睡 6～9 个小时，可以维持一个较稳定的生物节律，这对人体身心都是有益的。

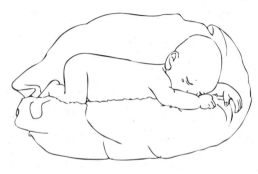

睡觉要关窗，夏季不能开风扇、空调，很多疾病都与此有关。因为人在睡眠之中，气血流通缓慢，体温下降，抵抗力下降。有些人晚上睡前还正常，早上起来出现浑身乏力、颈部及后背僵硬、四肢酸痛，甚至有人晨起就出现了面瘫，这都是风寒等邪气侵入经络的缘故。

2.二便

"吃喝拉撒睡"是人类生存的基本需求。正常大便是圆柱形，一般呈棕色，因所吃食物不同，粪便亦有改变。小便一般是清澈透明而带酸性，有时因含尿酸过多，排出不久即生成尿结晶；人体缺水时为黄色，金色为缺水严重。平和质的人通常二便正常，但也应审时度势，夏季多补充水分，食用肥甘厚味后注意运动和水果、蔬菜及粗纤维的摄入，以免造成便秘等。切勿食用过期、腐败变质的食物，预防腹泻和痢疾的发生。

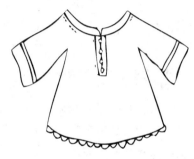

3.服饰

尽量穿纯棉、真丝类衣物，佩戴天然材料的饰品。

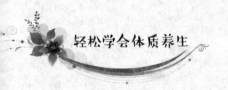

二、季节养生

1.春季养生

春宜升补。春季阳气初升，万物复苏，升发向上，顺畅调达。春宜升补，即顺应阳气升发之性，食性宜清轻升发、宣透阳气，但应注意升而不散、温而不热，不吃太多的辛热升散之品，宜多食蔬菜，如菠菜、韭菜、芹菜、春笋、荠菜等轻灵宣透、清温平淡的蔬菜。

2.夏季养生

夏宜清补。夏季阳气隆盛，气候炎热，其性如火，万物繁茂。夏宜清补，应选用清热解暑、清淡芳香的食物，不可食用味厚发热的食物。宜多食新鲜水果，如西瓜、菠萝等；其他清凉生津食品，如金银花、菊花、芦根、绿豆、冬瓜、苦瓜、黄瓜、生菜、豆芽等均可酌情食用，以清热祛暑。

3.秋季养生

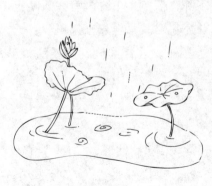

秋宜平补。秋季阳气收敛，阴气滋长，阴阳处于相对平衡状态，进食宜选用寒温偏性不明显的平性药食，不宜吃大寒大热的东西，即所谓平补之法。同时，因秋风劲急，气候干燥，宜食用濡润滋阴类食物以保护阴津，如沙参、麦冬、胡麻仁、阿胶、甘草、鱼虾，以及部分家畜、家禽等。

4.冬季养生

冬宜温补。冬季天寒地冻，阳气深藏，阴气大盛，万物生机潜藏，精气涵养。冬宜温补，选用温热助阳之品，以扶阳散寒，如姜、桂、胡椒、羊肉、牛肉、狗肉、枣、鳝鱼、鳖等是温补的常用食品。

三、膳食养生

平和质的人养生保健宜饮食调理而不宜药补，因为平和之人阴阳平和，不需要药物纠正阴阳之偏正盛衰，如果用药物补益反而容易破坏阴阳平衡。但饮食调理也应注意几个方面。

第一，平和质的人应力求五味调和，不可偏食。饮食应清淡，不宜有偏嗜。因五味各有所归之脏，长期偏嗜五味中的某一味或某几味，则会使脏腑功能失调，破坏身体的平衡状态。如过酸伤脾，过咸伤心，过甜伤肾，过辛伤肝，过苦伤肺。

第二，不宜吃过寒过热的食物。食性与药性的寒热温凉一样，是依据它们对机体所施加的影响来决定的。平和质者饮食要寒温适中，不宜过于偏食寒性或热性的食物，以免日久影响机体的阴阳平衡，引起体质的变化。日常生活中，应尽量选择平性或稍具温、凉之性的食品；也可以利用相反的食性共同烹饪以调节食物的寒温之性，如水产品之类多具寒凉之性，烹调时多放一些葱、姜等调味品，或加料酒，以减轻水产类食物的寒性。

第三，脾胃为后天之本，气血生化之源。食疗以养胃调脾为佳。日常饮食主要包括粮食类、肉蛋类、奶制品、豆制品、蔬菜水果类。注意荤菜与素菜搭配，避免同一类食品的重复搭配。

第四，饮食有节对保持体质的平和至关重要。所谓饮食有节，即进食要定量、定时。定量是指进食宜饥饱适中，定时是指进食宜有较为固定的时间。我国传统的进食方法是一日三餐。若能经常按时进餐，养成良好的饮食习惯，则消化功能健旺，对身体是大有好处的。定量、定时是保护消化功能的调养方法，也是饮食养生的一个重要原则。

第五，在维持自身阴阳平衡的同时，平和质的人还应该注意自然界的四时阴阳变化，顺应环境变化，以保持自身与自然界的整体阴阳平衡。平和质的人还可酌量选食具有缓补阴阳作用的食物，以增强体质。

（一）饮食宜忌

1.忌食食物

春季阳气初生，少吃酸味的食物，以防肝气过于旺盛。

夏季心火当令，不宜食肥甘厚味。

秋季干燥易伤津液，不宜食辛散之品。

冬季阳气衰微，不宜食寒凉之品。

2.宜食食物

饮食调养以清淡为主，忌五味偏嗜。凡缓补肾阴、肾阳的食物，平和质者

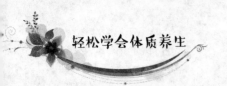

无论男女老幼皆可选用。

（1）**主食的选择**

谷类：稻类（粳米、籼米、粟米、糯米、糙米、紫米、秫米、香米、黑米、小米、薏米、黄米），大麦，小麦，玉米，高粱，燕麦，莜麦，荞麦，芡实，芝麻，穄子。

功能与特性：均有健脾益胃的功能，四季皆可食用。糯米、高粱偏温，不宜天天作为主食用。大麦、小麦性凉，应佐粳米同食。

豆类：大豆（黄豆、黑豆、青豆），豆类蔬菜（扁豆、蚕豆、绿豆、刀豆、赤豆、豌豆等）。

功能与特性：均有补益气血、健脾和胃之功，可常用。绿豆能清热解毒，夏季最宜；白扁豆、蚕豆能健脾利湿，夏秋最宜；黑豆、刀豆可益肾，冬季最宜。

薯类：番薯（即甘薯，或红薯），芋头，土豆。

功能与特性：有健脾之功，可以长期食用。

（2）**肉类的选择**：冬季最宜食用狗肉、羊肉，性温补阳；鸡肉性温补气。鸭肉为清补之品，冬夏二季均可食用。

（3）**蔬菜的选择**：春季宜食韭菜、茼蒿、香菜等有刺激性气味或者刺激感觉的辛散食物；夏季宜食菠菜、莴苣、苦菊、黄瓜、丝瓜等性凉之品；秋季宜食银耳，性润防燥；冬季宜食大白菜，有抗寒之功。

（4）**水果的选择**：春季宜食芒果、木瓜、草莓等，能和胃疏肝润燥；夏季宜食桃、杏、李、西瓜，能生津降暑；秋季宜食梨、柑橘、橙子，能润肺；冬季宜食栗子、香蕉，补肾健脾，理气。枣为温补之品，春、秋、冬均宜食。

西瓜：瓜瓤脆嫩，味甜多汁，含有丰富的葡萄糖、果糖、蔗糖、微量元素和多种维生素，有清热解暑、解烦渴、利小便、解酒毒等功效。果皮又可腌渍、制蜜饯。西瓜皮还能入药，用来治疗肾炎水肿、肝病黄疸、糖尿病。夏季暑热，西瓜是非常值得推荐的消暑果品。

【温馨提示】

产妇的体质比较虚弱，多吃西瓜会过寒而损伤脾胃。

木瓜：有"百益果王"之称，也被称为"万寿果"，可食用也可入药。木瓜性平、微寒，味甘，归肝、脾经，有平肝舒筋、和胃化湿之功，用于湿痹拘挛、腰膝关节酸重疼痛、吐泻转筋、脚气水肿等症。木瓜内含有苹果酸、酒石酸、枸橼酸、维生素、黄酮苷等成分。木瓜所含的酵素近似人体生长激素，多吃可令人保持青春。木瓜所含的蛋白分解酵素，有助于分解蛋白质和淀粉，对消化系统大有裨益，适宜于慢性萎缩性胃炎有胃痛口干、消化不良、舌苔少症状者食用。木瓜又有催乳作用，故产妇宜食。木瓜能缓解平滑肌和四肢肌肉痉挛，故对胃肠痉挛和腓肠肌痉挛者有治疗作用。

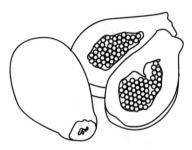

【温馨提示】

木瓜不可与鳗鱼同食，忌铁铅器。

（二）养生食谱

1.怀山粥

【原料】新鲜怀山药100～120克（或干生怀山药片45～60克），大米100～150克。

【制作】鲜怀山药去皮、洗净、切片，大米洗净，共同煮至成粥。或干怀山药片洗浸20分钟，再同大米煮粥。

【功效】健脾补气。

【用法】每日服1～2次，可作为主食。

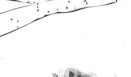

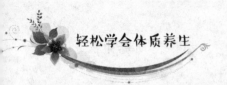

2.茶叶饭

【原料】茶叶 10 ～ 12 克，糯米 100 克。

【制作】取茶叶用纱布包，与洗净的糯米煮成稀饭。

【功效】减肥美肤。可用于防治心血管疾病，防癌抗癌，预防胃肠道疾病等。

【用法】可每日早、中餐食用。

3.鱼头豆腐汤

【原料】鱼头（鲢鱼头或鲤鱼头）1 个，豆腐、西红柿、嫩鲜竹笋、豆芽、精盐、味精、清汤各适量。

【制作】鱼头洗净、切块。豆腐焯水、切块。西红柿洗净、切块。笋洗净、切薄片，放入开水煮沸 10 分钟。锅置火上，加入清汤烧开，放入鱼头、豆腐烧制 30 分钟，再加入西红柿、竹笋片、豆芽，烧开 5 ～ 10 分钟，下精盐、味精，调好口味即可。

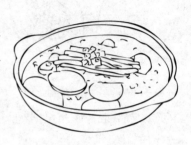

【功效】提神醒脑。

【用法】佐餐食用。

4.四物炖鸭

【原料】当归、川芎各 10 克，熟地黄、黄芪各 15 克，母鸭（1200 ～ 1500 克）1 只。

【制作】先将上药加水煎 2 次，去渣取汁，与净鸭共炖。

【功效】滋补脾肾，养血活血。

【用法】食鸭肉饮汤，佐餐食用。

5.核桃黄芪炖猪肺

【原料】核桃肉 30 克，生黄芪 15 克，猪肺半个。

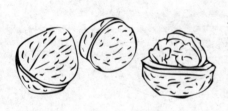

【制作】将猪肺洗净，切成小块，浸泡半小时后去水，与洗净的核桃肉、生黄芪共入砂锅，加水适量，一起用文火炖至猪肺熟即可。

【功效】补肺益肾，有增强身体免疫力及平喘作用。尤其适用于哮喘患者，对患感冒、咳嗽者亦有益处。

【用法】饮汤食核桃、猪肺，佐餐食用。

6.荠菜水饺

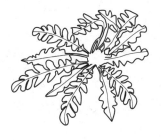

【原料】水饺皮 800 克，荠菜 500 克，五花猪肉 300 克，葱姜各 50 克，十三香粉、精盐、酱油、芝麻油少量。

【制作】五花肉和葱姜剁碎，放入作料调和均匀，腌制 30 分钟，放入剁碎的荠菜，拌匀，包制水饺。

【功效】健脾，利水，止血，提高睡眠质量。

【用法】日常佐餐。

7.蜂蜜银花露

【原料】金银花 30 克，蜂蜜 30 克，麦冬 30 克。

【制作】将金银花、麦冬加水煮汁，去渣，加入蜂蜜即成。

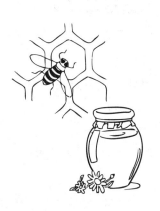

【功效】对预防流感，治疗肺燥咳嗽、便秘有良好疗效。

【用法】1 日内分 3～4 次服完。

（三）禁烟限酒

俗话说："禁烟限酒，健康永久。"香烟中含有上千种化学物质，所含大量有害物质中包括 50 多种致癌物。这些物质被烟蒂燃烧后产生的焦油物质覆盖住，贮存在口腔内、鼻腔、咽喉部位和肺中。吸烟已被公认是导致肺癌的最重要因素之一。

酒是一把"双刃剑"，少饮有益健康，过量则损害健康。现代流行病学研究表明：每日饮少量酒能有效地降低高血压病及冠心病的患病率和病死率。适

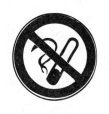 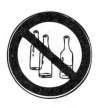

量饮酒能缓解紧张，改善情绪和睡眠，有助于人际交往。但过量饮酒直至酗酒，会导致酒后失态，酒后滋事，造成严重的后果；还可引起肝硬化、酒精性心脏病、酒

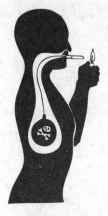

精性精神病、脑卒中、肿瘤、帕金森综合征等疾病。饮酒还易使人患胃病和胃癌。此外，年轻人正在发育成长阶段，如经常喝酒，还能使脑力和记忆力减退，肌肉无力，性早熟和未老先衰。

中医认为，烟草为辛热秽浊之物，易于生热助湿，出现呕恶、咳嗽、吐痰等。酒性热而质湿，《本草衍义补遗》说酒为"湿中发热近于相火"，堪称湿热之最。所以饮酒无度，必助阳热、生痰湿，酿成湿热。嗜烟好酒，可以积热生湿，是导致湿热质的重要成因，必须戒烟限酒。

四、运动养生 ▶▶

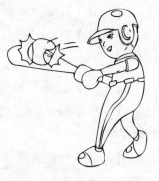

年轻人可选择一些强度大的运动，如跑步、打球；老年人则适当散步、打太极拳。适量的运动对于身体各个器官的代谢、运作、营养吸收有着不可忽视的作用。一般来说，一个人每天需要半小时的运动量，且以有氧运动为好。可以多练太极拳。还有一项很好的运动就是散步，一天走半个小时，既不累人，又能锻炼身体。

> 🔊 【温馨提示】
>
> （1）控制运动量，少做剧烈运动，以微出汗、身体舒畅为佳。
>
> （2）注意季节变化，如在室外锻炼，有汗出时需注意运动后避风。

五、情志养生 ▶▶

平日保持乐观心态，以积极的心情处理日常事务，可通过音乐、阅读等方式放松心情。经常外出贴近自然，从而达到人与自然相互统一的精神状态。面对疾病，应该用健康的心态去对待，对战胜疾病充满信心，对自己的毅力充满信心。任何的沮丧、焦虑都会影响正常的生活，因此用健康的心理面对疾病是相当重要的。

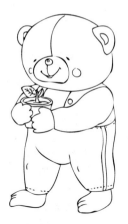

1.音乐

琴是我国一种古老而富有民族特色的弹弦乐器，因它常与瑟一起演奏，故常琴瑟并称。琴瑟之音，即指音色优美动听的乐曲，若从广义上讲，琴亦泛指其他中国及西方乐器，如小提琴、大提琴、竖琴等。琴就是指音乐。古琴伴随着人民生活，为我们留下了许多动人的故事，如伯牙弹琴遇知音；嵇康操琴《广陵散》；诸葛亮弹琴上演空城计，智退司马懿十万雄兵；"高山流水""对牛弹琴"等和琴有关的成语妇孺皆知。音乐不仅可以表达情感，还能通过其旋律的起伏和节奏的强弱调节人的情志，使人神清气爽，周身脉道通畅，气血调达。吹、拉、弹、拨各种不同的乐器，可以心、手并用，既抒发情感，也活动肢体。而且，手指的活动还可以健脑益智。在欣赏音乐旋律的境界中，舒展身体，使人情动形动，从而达到动形健身的目的。

> 🔊 【温馨提示】
>
> 音乐只是养生方法的一种，如果综合运用各种方法，可以取得更好的养生效果。平和质人欣赏音乐时注意：空腹忌听进行曲，吃饭忌听打击乐，生气忌听摇滚乐。

2.弈棋

棋的种类很多，如围棋、象棋、跳棋、五子棋、军棋等，雅俗共赏，变化万千，趣味无穷。弈棋之时，精神专一，意守棋局，杂念皆消，神情有弛有张。古人就有"善弈者长寿"之说。弈棋不仅是紧张激烈的智力竞赛，更是有利身心、延年益寿的娱乐活动。棋盘上瞬息万变的形势，要求对弈者全力以赴、开动脑筋。中青年人下棋，锻炼思维，开发智力；老年人经常下棋，能保持智力聪慧不衰，预防老年痴呆，有益寿延年之功。下棋"可以忘忧，乐在棋中"。出门在外，以棋会友，联络感情，会使人身处异地，却无寂寞孤独之感。特别是中老年

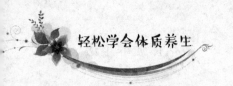
人，下棋作为一种活动，也可使人精神愉快，有所寄托，身心舒畅。

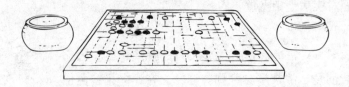

【温馨提示】

　　下棋固然是有益的活动，但如不适度，以致废寝忘食，反而有损健康。

（1）不要饭后即刻弈棋：饭后应稍事休息，以便食物消化吸收。若饭后即面对棋局，必然会使大脑紧张，减少消化道的供血，导致消化不良和肠胃病。

（2）下棋时间应适度：下棋时间较长会使下肢静脉血液回流不畅，出现下肢麻木、疼痛等症。故每局之间应适当活动，不应久坐。老年人生理功能减退，容易疲劳，且不易恢复，若挑灯夜战，身体抵抗力下降，就得不偿失。

（3）情绪保持平稳：过分紧张、激动对老年人往往可诱发脑卒中、心绞痛。因此不在乎输赢，不争强好胜，不计较得失，以探讨技艺为出发点和目的，保持心平气和才能达到养生的效果。

3.书画

书指书法，画指绘画。中国书画是具有浓郁民族特色的艺术表现形式，也是养生的有效手段之一。以书画进行养生、治病有两方面的内容：一是习书作画，二是书画欣赏。习书作画是指自己动手，或练字或作画，融学习、健身及艺术欣赏于一体。书画欣赏是指对古今名家的书画碑帖艺术珍品的欣赏，在艺术美的享受之中，达到养生健身的目的。

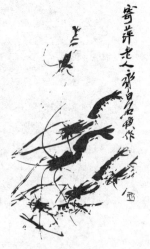

《老老恒言·消遣》中说："笔墨挥洒，最是乐事。"又说："法书名画，古人手迹所有，即古人精神所寄，窗明几净，展玩一过……审其佳妙，到心领神会处，尽有默默自得之趣味在。"经常练字的人都有这样的感觉，随着自己在书法技艺方面的长进和水平的提高，体力、精力也有很大的改善。

【心灵鸡汤】

上海书法家苏局仙先生寿臻110岁，在102岁生日时，有人问及他养生秘诀，苏老笑曰："唯书法而已。"此言甚是。因为练书法必须心平气和，排除杂念，在入静的境界里抒情画意，使心理达到平衡。唐代大书法家欧阳询认为："莹神静虚，端己正容，秉笔思生，临池志逸。"作画习书必须用意念控制手中之笔，"用心不杂，乃是入神要路"。绝虑凝神，志趣高雅，便能以"静"制"动"。这样，使人消除紧张，遇事沉着。从历代书法家生卒年表来看，他们大都长寿永年：欧阳询85岁，文徵明90岁，齐白石95岁，刘海粟99岁，沙孟海94岁等。

中医学讲到的"精、气、神"是人之三宝，要养生必须保持"精、气、神"的充沛。习书作画要有正确的姿势。头部端正，两肩平齐，胸张背直，两脚平放，这样才能提全身之力。宋代陆游有"一笑玩笔砚，病体为之轻"之名句。写字作画必须集中精力，心正气和，灵活自若地运用手、腕、肘、臂，从而调动全身的气和力。这样，很自然地通融全身血气，身体内气血畅达，大脑神经兴奋和抑制得到平衡，促进血液循环和新陈代谢，精力自然旺盛。

【温馨提示】

练习书法或作画，十分强调情绪好坏。情绪的好坏直接影响字画作品的效果。若情绪不佳，不必勉强。

（1）劳累之时或病后体虚，不必强打精神，本已气虚，再耗气伤身，会加重身体负担，不易恢复。

（2）大怒、惊恐或心情不舒，不宜立刻写字作画。气机不畅，心情难静，此时一则不会写出好字、绘出好画，二则也伤身体。

（3）饭后不宜马上写字作画。饭后伏案，会使食物壅滞胃肠，不利于食物的消化吸收。

（4）"功到自然成"。老年学画，多是"半路出家"，目的无非是充实生活、陶冶性情。所以，作品的好与坏不是关键，关键是要从中得到乐趣。

4.旅游

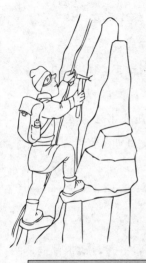

旅游是娱乐养生的内容之一。"道法自然"，历代养生家多提倡远足郊游，而道家、佛家的庵、观、寺、庙也多建立在环山抱水、风景优美之处，以得山水之清气，修身养性。旅游不仅可以一览大好河山之壮丽景色，而且还能借以舒展情怀，开阔心胸，锻炼身体，增长见识，是一种有益于身心调养的活动。平和质的人应该在旅游时选择活动性较大的"动游"，比如登山涉水、长途旅行、漂洋过海等，其对机体能量的消耗也较大，适合于长期锻炼、体力较好者。

【温馨提示】

（1）要考虑到季节：春季万物欣欣向荣，春芽初萌，自然生发之气始生，逢春季应顺应自然之生机，踏青便是一项有益活动。夏季天气炎热，暑热之气难耐，此时若去海滨或森林，则可避暑养气。暑天旅游外出，要避免太阳直射，尤其要避免长时间在阳光下暴露。傍晚时分，泛舟湖上，观赏荷花，能使人顿感凉爽。秋高气爽的季节，是旅游的最佳时候，无论登山临水，还是游览古迹，均不失为最使人惬意的黄金季节。冬季，雨雪偏多，一般不宜远游，但近处踏雪赏梅，观冰山玉树，看满天飞雪，也颇有情趣。

（2）要根据人的体质不同选择旅游项目：一般来讲，偏于阳热者应去名山大川，直抒胸怀；偏于阴虚质者则游亭台楼榭，平静心境；偏于抑郁质则应以观今古奇观和起落较大的险景胜地为上，改变抑郁多愁之心境。这样因人而异，更能达到理想的效果。

5.种植花木

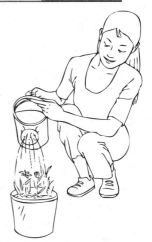

自古以来，鲜花以其颜色、馨香、风采，赢得了人们的喜爱。我国人民大多有养花种草的习惯，在房间内适时适地摆放一些喜欢的花卉。一方面，花草美化环境，净化空气，使人心情舒畅，其香能令人心醉神往，满足我们对美好事物、美好景物的视觉和心理需要。另一方面，种植花木还能促使人不断学习有关知识，掌握新技术，更可以活动筋骨，丰富生活情趣。调畅情志，活动筋骨，具有神、形兼养之功。

🔊【温馨提示】

（1）因室养花：室内养花，应根据居室条件，不可培养太多。如果窗台上摆满花草，影响阳光照射，就会使人得不到必要的室内阳光。植物夜间呼吸旺盛，会放出大量的二氧化碳，卧室内不适合摆放过多的植物，那样不利于夜间睡眠。常见花卉植物净化空气效果最好的是常春藤。其次是吊兰、黑美人、绿萝、芦荟、金边虎皮兰、橡皮树等等。本着好养、有效的原则，常春藤、吊兰、芦荟都是很好的选择。

（2）注意观察，随时更换：有些花草分泌的香精油会使某些人头痛，或使患有支气管哮喘的病人发病。若遇有这种情况，应立刻将花卉移至户外或更换其他花卉。对花粉过敏者，室内不宜养花。还有些花如天竺葵、金盏花、报春花等不可用手去摸，以免引起过敏性皮炎或湿疹。

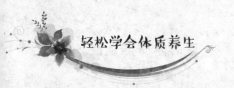

> （3）了解花的特性：不宜在居室内养香味过于浓烈、易引发过敏反应、有毒的花卉，如郁金香、月季、五色梅、含羞草、一品红、天竺葵、紫荆花、黄杜鹃和状元红等。这些花卉观赏性虽然很高，但容易让人产生不良反应，甚至对人体是有害的。

6.垂钓

垂钓作为一种户外活动，不仅能锻炼身体，而且修身养性，有益健康。

（1）**远足水边**：钓鱼往往要远足水边，才能寻到垂钓的好地方。不论是步行，还是骑车前往，这本身就是一种身体锻炼。行至途中，已想到鱼儿上钩，此番情趣，使人周身轻松。脱离了喧闹污浊的环境，在大自然中呼吸新鲜空气，可使人头脑清醒、精神振奋。阳光和空气一样，也是人体健康不可缺少的因素。日光中的红外线能给人以温暖，使人体血流畅通，改善血液循环，促进新陈代谢，使身体强壮。

（2）**陶冶情趣**：垂钓的环境多处于群山环抱、绿林深处或山清水秀之处，这种环境使人摆脱城市的喧闹及空气污染，令人安静，悠然自得。

（3）**练意养神**：钓鱼时应脑、手、眼配合，眼、脑专注于浮标，形体虽静，而内气实动；这种动静结合，使一小部分脑神经活动，而大部分脑神经得到充分休息。古人曾说："动养形，静养神。"中国传统养生学认为，入静可使人体和精神放松，有利于血液循环和新陈代谢。垂钓入静是"天人合一"的静，即钓鱼时人和大自然完全融合，有利于血液循环和新陈代谢，对提高视力和头脑灵敏性均有好处。

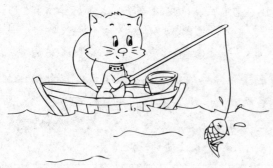

（4）**磨炼意志**：钓鱼需耐心和细心。"稳坐钓鱼台"的"稳"字，就是一个很好的概括。钓鱼不可性急，不求收获，但求意境。若一味追求钓到大鱼，反而心躁性浮，于健康不利。应将钓鱼视为磨炼意志、克服急躁情绪的手段，培养稳重的性格。

垂钓活动可使人达到养生学上外动和内动的统一。形体上可使颈、肩、肘、踝乃至手指等各部位关节的韧带、肌、筋膜得到均衡锻炼；精神上可使神经系统的兴奋与抑制得到平衡，新陈代谢旺盛。正是在这种动、静相对平衡和不断转化调整了人体的生理功能，起到增强体质、防治疾病和抗衰老的作用。

【温馨提示】

（1）注意安全，不要坐在潮湿处，以免沾湿染病。

（2）时间适度，要注意时间不可过长，不应太专注于此，更不应未钓到鱼而垂头丧气，这样就破坏了垂钓的良好初衷。最好多人结伴，与野游、野炊等活动结合，更为有趣。

六、中药调养

平和体质者若无病，不必要药疗，可适当使用药食两用的中药烹饪药膳和药茶调理，保持健康状态的平衡。如橘子、粳米、赤小豆、龙眼肉、山楂、乌梅、核桃、杏仁、饴糖、花椒、小茴香、桂皮、砂仁、南瓜子、蜂蜜等等，它们既属于中药，有良好的治病疗效，又是大家经常吃的富有营养的可口食品。药食两用的110种中药（名单见附录）既可以作为食品用，也可以作为药品用。我国的饮食治疗，有古老的医学文化背景，有"药食同源"之说。早在原始人类寻找食物的过程中，就发现了有治疗作用的食物，既可作为食物充饥滋养身体，也可作为药物治疗或预防某种病痛。

【温馨提示】

无论是中药饮片或中成药，均需在医生的指导下使用。

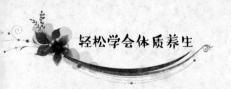

七、经络腧穴养生

平和质者可自我运用艾灸、按摩等方法，刺激经络、穴位，以调和气血、旺盛代谢、通利经络，使全身各个功能单位气血供求平衡，机体保持阴平阳秘的和谐状态。著名医学家孙思邈十分推崇按摩导引，他在《备急千金要方·养性》中提及："按摩日三遍，一月后百病并除，行及奔马，此是养身之法。"

1.推拿按摩

第一步：揉太阳。以中指或食指揉太阳穴（眉梢与外眼角之间，向后约一横指的凹陷处）100次。

第一步：揉印堂。以中指或食指揉印堂穴（两眉头中间处）100次。可镇静安神，活络疏风。

第二步：揉百会、四神聪。以手指揉百会、四神聪（位于头顶部，当百会穴前后左右各1寸，共4个穴位）各100次。

第三步：轻击头部。两手五指微屈成梅花形，以两手指端上下交替轻击头部，五个手指应同时触及100次。可安神养脑，疏通气血。

第四步：叩头部。两手相合，五指微屈，用小指侧叩击头部100次。可消除疲劳，疏通经络。

第五步：搓胆经。以两手除拇指外的其余四指分别指搓两耳上部胆经循行部位（即耳以上的侧头部）100次。可疏通经络，行气活血。

第六步：揉风池。以指揉风池穴100次，风池穴位于颈后发际凹陷中（胸锁乳突肌与斜方肌上端之间的凹陷处）。可明目开窍，镇静安神。

第七步：拿颈项。沿膀胱经颈部循行部位，从上向下，拿揉6次。可镇静止痛，开窍提神。

第八步：按揉合谷穴。按揉合谷（手背第1、2掌骨之间约平第2掌骨中点处）100次。可疏风解表，镇静止痛。

第九步：拿捏上肢法。拿捏全上肢5遍。可镇静止痛，开窍提神。

第十步：捻指关节法。以拇指和食指捻另一侧手指，时间2～3分钟。可舒筋通络，强化手指功能。

第十一步：揉膻中。以指揉膻中穴（胸部前正中线上，平第 4 肋间，相当于两乳头连线的中点）100 次。可宽胸理气，补益心肺。

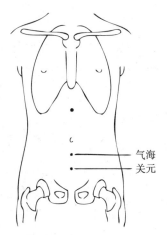

气海
关元

第十二步：胸部擦法。首先以小鱼际直擦胸部任脉，即胸部正中线，以透热为度（患者自觉局部有温热感）；其次由膻中斜擦向两侧肩部；再次横擦胸部，均以透热为度。可宽胸理气，温通经络。

第十三步：揉气海。气海穴位于前正中线上，脐下 1.5 寸，是任脉上的强壮穴，也是人们常说的丹田所在之处。经常按摩此穴，有助于防治精力减退、延年益寿，对太胖（减肥）、太瘦（增肥）等也很有疗效。

第十四步：叩拍下肢。两侧各 3 遍。可舒筋通络，行气活血。

2.艾灸

（1）灸足三里

取穴：膝眼下 3 寸，胫骨前嵴外一横指处。

功效：足三里穴是足阳明胃经的主要穴位之一，是中医的十大补穴之一。它具有调理脾胃、补中益气、通经活络、疏风化湿、扶正祛邪之功能。能增进食欲，帮助消化，增强记忆力，调节心律，改善心功能，改善贫血，抗衰老，提高机体免疫力等。

中医常说："若要安，三里常不干。"意思是说，经常调理足三里有助于健康长寿。古今大量的实践都证实，足三里是一个能防治多种疾病、强身健体的重要穴位。足三里是抗衰老的有效穴位，经常按摩该穴，对于抗衰老、延年益寿大有裨益。

操作：每周艾灸足三里穴 1～2 次，每次灸 15～20 分钟。艾灸时应让艾条的温度稍高一点，使局部皮肤发红，艾条缓慢沿足三里穴上下左右移动，以不烧伤局部皮肤为度。坚持2～3 个月，就会使胃肠功能得到改善，使人精神焕发，精力充沛。

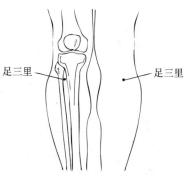

足三里
足三里

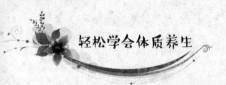

（2）灸内关

取穴：掌侧腕横纹上 2 寸，掌长肌腱与
桡侧腕屈肌腱之间。

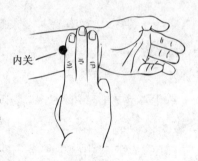

功效：是全身强壮要穴之一，其穴络属
手厥阴心包经，对心、胸、胃、神经性疾病
均有效。能宁心安神、宣痹解郁、宽胸理
气、宣肺平喘、缓急止痛、降逆止呕、调补阴阳气血、疏通经脉等。

在平日的养生保健中，可以经常按压，解除疲劳。俗话说："一夫当关，
万夫莫开。"在山势险峻的地方，一个人把着关口，就是一万个人也打不进来。
人体手臂上的内关穴就相当于这样一个要塞，它是保护人体健康的关口。

操作：方法同灸足三里。

【温馨提示】

五谷杂粮，丰富营养；食不厌粗，适可为度。

七八分饱，青春不老；饮食合理，健康有益。

少年怕饿，老不熬夜；脑怕不用，身怕不动。

心情舒畅，省美容霜；合理睡眠，能活百年。

扫码听书

气虚质（附：血虚质）

气虚质宜补气健脾，忌苦寒克伐。

气是构成和维持人体生命活动的基本物质之一，充斥机体表里上下。分布于五脏则称为五脏气，五脏气虚互为因果，脾气是五脏气的枢纽。脾为后天之本，李中梓在《医宗必读》中形象生动地阐述了后天之本的重要性："盖婴儿既生，一日不再食则饥，七日不食，则肠胃涸绝而死。《经》曰：安谷则昌，绝谷则亡。"脾含五脏之气，脾气虚则诸脏之气无源亦应之而虚，故在治疗五脏气虚病变时当紧抓脾气虚这一中心环节，则治五脏气虚有法可循。

气虚者日常生活宜谨避风寒，不熬夜，三餐规律，大便定时，避免过度劳累。

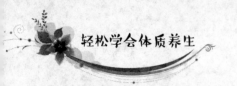

一、起居养生

1.睡眠

气虚体质人群夏季易失眠，因此气虚质在睡前应避免一切剧烈兴奋活动。此外，在白天应保持一定的活动量，不可在白天蒙头大睡，到了夜上却睡不着，形成恶性循环，生活彻底被打乱，身体走向偏颇。

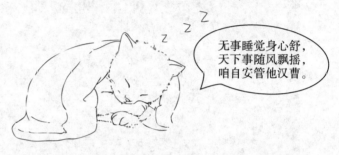

无事睡觉身心舒，天下事随风飘摇，咱自安管他汉曹。

2.二便

脾气虚之人易大便溏薄，故宜温补，平时可服用参苓白术散，并注意保暖，避免吃寒凉攻伐的食品。若脾肾气虚，则无力推动，易致便秘，日常生活中可吃一些润肠通便的食品，如桃仁、花生等。

3.服饰

注意保暖，慎重加减衣服，不要劳汗当风，避免寒冷、潮湿、阴冷等。

二、季节养生

1.春季养生

春季要重视"春捂"。尤其值得注意的是，在初春（一般指三月份）气温回升较快，而在春季的后期（一般指四月或五月）出现气温较正常年份偏低的天气现象，即倒春寒。在这种气候下，"春捂"就显得特别重要了。"春七十二日，省酸增甘，以养脾气"。故春季当食用味甘升阳之品，如花生、谷芽、大枣等品。但在倒春寒期间，不宜再因为天气寒冷而像冬天一样吃大热大补的食物。

2.夏季养生

气虚体质在夏季是"无病三分虚""壮火食气"。"壮火"就是机体过于亢盛的阳气、大辛大热的药食、酷暑炎热的天气，"食"就是消耗、消损，"气"

就是正常的气、正常的脏腑机能。因此，气虚体质的人在夏季应做好防暑的工作，避免长时间烈日下作业，适当食用荷叶西瓜皮茶、菊花茶、绿豆汤等降火清热的药茶药膳，但不可过食，否则易伤虚弱的脾胃，加重气虚倾向。

3.秋季养生

秋季早晚温差较大，尤其在立秋以后的短期回热天气，即秋老虎。秋老虎尚存盛夏余威，但是毕竟入秋，因此昼夜温差大，白天炎热，晚上凉爽。气虚体质的人在秋老虎当令时比较辛苦，终于熬过了夏日的"壮火"，好不容易"天凉好个秋"，又来个"壮火"的秋老虎，令气虚体质没有喘息机会。晚上尤其要注意防寒避风。

饮食方面，一般说："冬季进补，秋要垫底。"不要一入秋，胃口稍微好一些，就大鱼大肉或大量进补。因为脾胃一怕肝脏欺负，二怕湿邪氤氲。夏季"夏气当令""暑必夹湿"，空气湿度高了，暑湿困脾，所以在夏天人的脾胃消化功能不太好。到了秋天，不要着急进补，先吃一些清淡的东西，喝一些粥，让脾胃好好地休息一段时间。白天可以多吃些百合山药粥，喝些酸梅汤、胡萝卜竹蔗水、西洋参茶，以健脾养胃，消残暑燥气。

4.冬季养生

冬季是进补的好时节，能平衡阴阳、疏通经络、调和气血。特别是气虚质人由于机体功能减退，抵抗能力低下，在寒冷季节更宜进行食补。其在改善营养状况、增强机体免疫功能、促进病体康复等方面，更能显示出药物所不能替代的效果。

冬令进补应顺应自然，注意养阳，以滋补为主。在膳食中应多吃温性、热性的食物，应以温补肾阳的食物进行调理，以提高机体的耐寒能力。冬季食补还应供给富含蛋白质、维生素和易于消化的食物，狗肉和羊肉是冬季滋补佳品。冬季常食炖母鸡、精肉、蹄筋，常饮牛奶、豆浆等，可增强体质。西医学认为，冬令进补能提高人体的免疫功能，促进新陈代谢，使畏寒的现象得到改善。冬令进补还能调节体内的物质代谢，使营养物质转化的能量最大限度地贮存于体内，有助于体内阳气的升发，为来年的身体健康打好基础。俗话说："三九补一冬，来年无病痛。"除食疗外，还可以艾灸关元、足三里等。

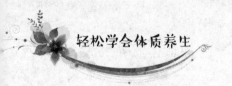

三、膳食养生

（一）饮食宜忌

1.忌食食物

凡气虚之人，忌吃破气耗气之物，忌吃生冷性凉食品，忌吃油腻厚味、辛辣食物。

山楂：俗称山里红、棠株。《得配本草》中明确告诫："气虚便溏，脾虚不食，二者禁用。"山楂虽有开胃消食作用，但同时又有耗气破气之害。正气不足、气虚下陷之人，切忌多食。

荸荠：俗称马蹄，又称地栗，味甘，性寒。自古有"地下雪梨"之美誉，既具有清肺热，又有生津润肺、化痰利肠、通淋利尿、消痛解毒、凉血化

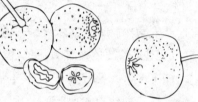

湿、消食除胀的功效。《食疗本草》告诫："荸荠，下丹石，消风毒，除胸中实热气。可作粉食。明耳目，止渴，消疸黄。若先有冷气，不可食，令人腹胀气满。小儿秋食，脐下当痛。"荸荠味虽美但性过寒，多食易伤脾胃的阳气。

大蒜：味道辛辣，刺激性大，多吃可动火耗血。《本草衍义补遗》中指出："其伤脾伤气之祸，积久自见。"由此可知，气虚之人忌吃大蒜。

槟榔：《本草经疏》明确告诫："病属气虚者忌之。凡中气不足，悉在所忌。"究其原因，槟榔虽有消食之功，但有破气耗气之弊，故气虚者应忌食。

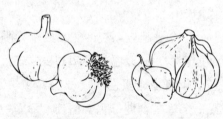

萝卜缨：即萝卜叶，性平，味辛，有行气破气的之功。《饮片新参》言："气虚血弱者禁用。"气虚体弱、气短乏力之人，不宜多吃、常吃。

芫荽：又称香菜。根据古代医家经验，气虚之人不宜多吃久吃。如《医林纂要》中说芫荽"多食昏目、耗气"。

芜菁：俗称大头菜。有开胃、消食、下气的作用。如《备急千金要方》所

谓："不可久食，令人气胀。"实指过食耗伤正气，引起脘腹虚胀。《医林纂要》中说："下气宽中，功用略同萝卜。"芜菁虽有似萝卜之功效，但也有类似萝卜行气耗气之弊，故气虚之人不宜多吃、久吃。

胡椒：性大热，味辛辣，多吃、久吃有动火耗气之害。名医朱丹溪曾指出："胡椒，大伤脾胃肺气，久则气大伤，凡病气疾人，益大其祸也。"无论是脾气虚者还是肺气虚者，皆不宜食。

紫苏叶：性温，味辛，为民间常用调味佐料，并解虾蟹之毒。但紫苏叶有耗气之弊，王孟英认为："气弱多汗者忌食。"因此，气虚之人不宜多食、常食紫苏叶。

薄荷：性凉，味甘、辛，有疏散风热之用，亦有耗伤正气之害。《本草从新》指出：（薄荷）"辛香伐气，虚者远之。"《本草求真》亦认为："不敢多用，恐其有泄真元耳。"清代医家汪谢诚还说过："薄荷多服，耗散真气，致生百病，余尝亲受其累，不可不知。"由此可见，凡气虚体弱之人，切勿食用。

荷叶：性平，味甘、涩，可清热消暑，但多服久服，有耗气之弊。因此，凡气虚体弱之人应忌食之。清代医家吴仪洛在《本草从新》中指出："荷叶，升散消耗，虚者禁之。"

此外，气虚体质应注意保养脾胃，不可过饱过饥。不宜多食生冷、苦寒、黏腻、辛辣的食物，如荞麦、西瓜、香瓜、水梨、柚子、葡萄柚、椰子、橘子、芥菜、薤白、杨桃、柿子、苦瓜、空心菜、豆芽、紫菜、海带、西洋菜、豆豉、荸荠、蛤蜊、蚌类等，尤其不宜多饮清热泻火的凉茶。少吃甜，少吃咸，饮食宜清淡。

2.宜食食物

气虚体质宜食性平偏温的、具有补益作用的食品，其补益要缓缓而补，不可峻补、蛮补、呆补。

（1）**果品类**：大枣、葡萄干、苹果、龙眼肉、橙子、草果等。

（2）**蔬菜类**：白扁豆、红薯、怀山药、白果、芡实、南瓜、胡萝卜、土豆、莲藕（生者甘寒，清热凉血；熟者甘温，健脾益气）、香菇等。

（3）**肉食类**：乌骨鸡、猪肚、牛肉、羊肉、鹌鹑、鹌鹑蛋等。

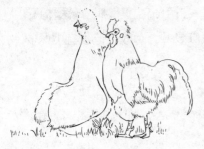

乌骨鸡：乌骨鸡（亦称"乌鸡"）是气虚女性的良好补品。在唐朝，乌鸡被当作丹药的主要成分来治疗所有妇科疾病。与一般鸡肉相比，乌鸡有 10 种氨基酸，其蛋白质、维生素 B$_2$、烟酸、维生素 E、磷、铁、钾、钠的含量更高，而胆固醇和脂肪含量则很少。所以，乌鸡是补虚劳、养身体的上好佳品。食用乌鸡可以提高生理机能、延缓衰老、强筋健骨。对防治骨质疏松、佝偻病、缺铁性贫血等有明显功效。著名的乌鸡白凤丸是滋养肝肾、养血益精、健脾固冲的良药。乌鸡连骨（砸碎）熬汤滋补效果最佳。炖煮时不要用高压锅，使用砂锅文火慢炖最好。

鹌鹑蛋：鹌鹑蛋被认为是"动物中的人参"，是公认的美食，为滋补佳品。鹌鹑蛋的营养价值不亚于鸡蛋，有补益气血、强身健脑、丰肌泽肤等功效。对贫血、营养不良、神经衰弱、月经不调、高血压、支气管炎、动脉硬化等病人具有调补作用；对有贫血、月经不调的女性，其调补、养颜、美肤功用尤为显著。通常煮至全熟或半熟后去壳，放在沙拉中，也可以腌渍、水煮或做胶冻食物。

（4）水产类：泥鳅、鳝鱼、鲫鱼、鲤鱼等。

鳝鱼：性温，味甘，有补虚损、益气力、强筋骨的作用，气虚者宜常食之。《备急千金要方》就曾说：（鳝鱼）"主少气吸吸，足不能立地。"《本草衍义补遗》亦云："黄鳝善补气。"

（5）调味类：麦芽糖、蜂蜜等。

（6）谷物类：糯米、小米、黄豆制品、粳米、玉米、花生等。

花生：性平，味甘。《滇南本草图说》称花生补中益气，不仅如此，花生还有补脾和补肺的作用，适宜于气虚而兼有肺虚或脾虚者食用。花生以水煮食用为宜。

小米：古称稷或粟，亦称作粱。因其粒小，直径 2 毫米左右，故得名。小米原产于中国北方黄河流域，是中国古代的主要粮食作物。中国最早的酒也是用小米酿造的。小米营养丰富，有"代参"之美称。小米含蛋白质、脂肪、糖类及微量元素、维生素等。一般粮食中不含有的胡萝卜素，在每 100 克小米中含量达 0.12 毫克。小米中维生素 B_1 的含量位居所有粮食之首。小米味甘、咸，性凉，入肾经，兼入脾、胃经，有和中、益肾、除热、解毒之功。治脾胃虚热、反胃呕吐、消渴、泄泻，小米具有防止泛胃、呕吐的功效，还具有滋阴养血的功能，可以帮助产妇恢复体力。小米非常适合女性食用。

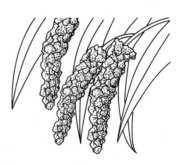

小米粥是健康食品，可单独煮熬，亦可添加大枣、红豆、红薯、莲子、百合等，熬成风味各异的营养粥。小米磨成粉，可制糕点，美味可口。

【温馨提示】

　　小米的蛋白质营养价值并不比大米更好，因为小米蛋白质的氨基酸组成并不理想，赖氨酸过低而亮氨酸又过高。所以，不论是产妇，还是老弱人群，都不能完全以小米为主食，应注意搭配，以免缺乏其他营养。小米的芽和麦芽一样，含有大量酶，是一味中药，有健胃消食的作用。

（二）养生食谱

1.人参莲子汤

【原料】人参 5 克，莲子 15 克，冰糖 30 克。

【制作】将人参、莲子（去心）用水浸泡半小时，再加入冰糖，炖 1 小时左右即可。

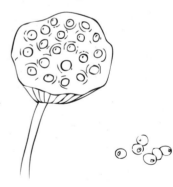

【功效】补气健脾。

【用法】佐餐食用。

2.北芪粥

【原料】北黄芪 20 克，黑米、大米各 75 克，陈皮、白糖少量。

【制作】加水适量，加入以上诸品，以黑米煮烂为度。

【功效】补益中气，健脾和胃。

【用法】早晚温服。

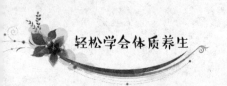
【温馨提示】

煮粥小诀窍

（1）浸泡：煮粥前先将米用冷水浸泡半小时，让米粒膨胀开。这样做的好处：①熬起粥来节省时间。②搅动时会顺着一个方向转。③熬出的粥酥软、口感好。

（2）开水下锅：冷水煮粥容易糊底，开水下锅就不会有此现象，而且它比冷水熬粥更省时间。

（3）火候：先用大火煮开，再转文火即小火熬煮约30分钟。别小看火的大小转换，粥的香味由此而出。

（4）搅拌：搅拌的目的是为了"出稠"，也就是让米粒颗颗饱满、粒粒酥稠。搅拌的技巧是：开水下锅时搅几下，盖上锅盖至文火熬20分钟时，开始不停地搅动，一直持续约10分钟，到粥呈酥稠状出锅为止。

（5）底、料分煮：大多数人煮粥时习惯将所有的东西一股脑全倒进锅里，百年老粥店可不这样做。粥底是粥底，料是料，分头煮的煮、焯的焯，最后再放一起熬煮片刻，且绝不超过10分钟。这样熬出的粥品清爽不浑浊，每样东西的味道都熬出又不串味。特别是辅料为肉类及海鲜时，更应粥底和辅料分开。

3.什锦麦胚饼

【原料】葡萄干20克，龙眼肉10克，花生仁10克，大枣10枚，麦胚粉100克，白糖（或红糖）20克。

【制作】葡萄干洗净，与龙眼肉一起切碎，花生仁炒熟，大枣洗净去核，同切碎。将麦胚粉用开水稍烫，加入上述原料后，揉和均匀，制成薄饼，烙熟即成。

【功效】益气，养血，安神。

【用法】佐餐食用。

4.茯苓山药龙眼粥

【原料】茯苓 30 克，小米 50 克，芝麻 10 克，龙眼肉 10 克，山药 30 克，大枣 15 克，桑椹 20 克。

【制作】茯苓、山药洗净冷水浸泡 2～4 小时，加适量水用大火煮沸，然后加入小米等其他食材一起小火煮 30 分钟左右即可。

【功效】补气和中。

【用法】早晚温服。

5.荷叶乌骨鸡

【原料】净膛乌骨鸡（1000 克左右）1 只，荷叶 1 张，鲜香菇 20 克，生姜 30 克，荸荠及大葱各 60 克，精盐 15 克。

【制作】若用干荷叶需先用水泡软；香菇与荸荠切成如豌豆大小的丁；姜切片，葱切成葱花。以上各料装入碗内拌匀，装入鸡腹内（勿装得过多），开口与肛门处用竹签封严。将鸡翅翻扭在鸡背上盘好，鸡头翻压在鸡翅下，用荷叶包裹，放入锅中，加水没过鸡，煮开后文火煮 2 小时取出，翻扣在汤盘内，打开荷叶抽去竹签即可食用。

【功效】健脾补气。

【用法】佐餐食用。

6.四君子排骨汤

【原料】人参 10 克，白术 20 克，茯苓 50 克，甘草 12 克，猪肋排 600 克，生姜 30 克，大葱 50 克，精盐少许。

【制作】人参、白术、茯苓、甘草先放入锅内冷水浸泡 2 小时，再投入剁成 2 厘米左右小块的猪肋排，放入葱、姜、精盐武火煮开后，小火焖 1.5 小时，即可。

【功效】补气健脾，益寿延年。

【用法】食肉喝汤，均分 2 日食用完。

7.玉屏风散老母鸡汤

【原料】老母鸡 1 只，防风 30 克，黄芪 60 克，白术 60 克，生姜 30 克，大葱 100 克，精盐少许。

【制作】老母鸡洗净，剁成 2 厘米见方的小块。防风、黄芪、白术先用冷

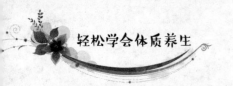

水浸泡 2 小时，再放入鸡块，先用武火烧开，然后文火焖煮 2 小时，鸡肉酥烂、汤汁浓香即可。

【功效】益气固表止汗。

【用法】食肉喝汤，分 2～3 日食用完。

8.山药羊肉煲

【原料】羊肉 200 克，胡萝卜 300 克，山药 200 克，大葱 100 克，干姜 10 克，精盐少许，肉苁蓉 15 克，巴戟天 15 克，枸杞子 15 克。

【制作】胡萝卜切成滚刀块，将羊肉与葱段、姜片、肉苁蓉、巴戟天、枸杞子共放入紫砂煲，大火烧开后改文火，同煮 1 小时后去掉胡萝卜（胡萝卜用以除去羊肉的膻腥味），放入山药块再煮半小时即成。

【功效】益气，补阳温运。特别适合气虚兼阳气不足的老人冬季食用。

【用法】食羊肉，饮汤。

四、运动养生

1.太极拳

选择适合自己的拳种，每日清晨用一定的时间集中精力地练好每一个动作，在这之前可做一些放松性的运动。

2.气功导引法

（1）修养脾脏法：当以夏季之月朔旦，并三季后十八日，正坐中宫，禁气五息，鸣天鼓，吸坤宫黄气入口，十二吞之，以补呼之损也。

（2）脾脏导引法：可大伸一脚，以两手向前反掣三五度。又跪坐，以两手踞地回视，用力作虎视，各三五度。

（3）屈肘上举：端坐，两腿自然分开，双手屈肘侧举，手指伸直向上，与两耳平。然后，双手上举，以两胁部感觉有所牵动为度，随即复原，可连做 10 次。本动作对气短、吸气困难者，有缓解作用。

（4）抛空：端坐，左臂自然屈肘，置于腿上，右臂屈肘，手掌向上，做抛物动作 3～5 次；然后，右臂放于腿上，左手做抛空动作，与右手动作相同。每日可做 5 遍。

（5）**荡腿**：端坐，两脚自然下垂，先慢慢左右转动身体 3 次，然后两脚悬空，前后摆动 10 余次。本动作可以活动腰、膝，具有益肾强腰的功效。

（6）**摩腰**：端坐，宽衣，将腰带松开，双手相搓，以略觉发热为度；再将双手置于腰间，上下搓摩腰部，直到腰部感觉发热为止。

（7）**"吹"字功**：直立，双脚并拢，两手交叉上举过头，然后弯腰，双手触地，继而下蹲，双手抱膝，心中默念"吹"字音，可连续做 10 余次。

3. 慢跑

《素问·四气调神大论》中记载："夜卧早起，广步于庭。"早晨慢跑有助于身体健康。其速度应依体力而定，宜慢不宜快，以自然的步伐轻松地向前行进，以循序渐进、持之以恒为原则。跑步要从短程开始，逐步增大跑程。运动量的掌握以慢跑后自觉有轻松舒适感，没有呼吸急促、腰腿疼痛、特别疲乏等不良反应发生为标准。在慢跑过程中，心率以每分钟不超过 180 减去自己的年龄数为宜。

另外，还可选择散步、瑜伽、舞蹈等活动。

五、情志养生

1.调节情绪

中医学认为，情志活动的产生、维持有赖于内在脏腑的功能活动，以脏腑精气作为物质基础。《素问·天元纪大论》说："人有五脏化五气，以生喜怒思忧恐。"指出了"五脏化五气"是产生情志活动的基础。反过来情志变化也可引起不同性质的脏腑机能变化。长期不良的精神情志活动，超过了脏腑的调控能力，就会耗伤脏腑气血，从而影响个体的体质。气虚体质的发生也与不良精神情志活动相关。《灵枢·寿夭刚柔》曰："忧恐忿怒伤气。气伤脏，乃病脏。"可见不良的精神刺激长期作用于人体，日久即可形成气虚体质。

2.陶冶情操

唱歌能够增加肺活量，培养兴趣爱好。多交朋友、当义工、当志愿者，接触琴棋书画，都是气虚体质的不错选择。应避免长时间的麻将鏖战、推杯换

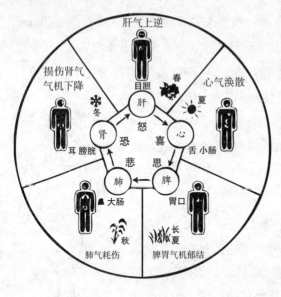

盏的酒席应酬、昏天黑地的网游网恋、坐在沙发上盯着电视、在充满装修污染的房间睡觉或卡拉OK、拿着电话飞短流长。这些都不利于气虚体质的护养，轻者加重气虚倾向，重者导致疾病的发生。

此外，还可选择活动性较小的"静态旅游"，如欣赏园林风光、小桥流水、泛舟湖泊和品茗赏月等。"静态旅游"对机体能量的消耗较小，具有阴柔之美，最适合于中老年人和气虚体质者。

六、中药调养 ▶▶

1.常用中药饮片

黄芪、人参、西洋参、党参、白术、茯苓、山药、白扁豆、大枣、饴糖、红景天、蜂蜜、紫河车等。

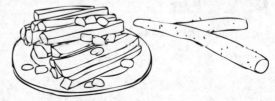

山药：亦称淮山药、怀山药等。味甘，性平，归脾、肾、肺经。山药营养价值丰富，既是食用的佳蔬，又是常用的药材。山药能补益脾胃，助消化，补肺止咳，补肾益精。用于脾胃气虚所致的食欲不振，消化不良，乏力，消瘦；肺气阴两虚的咳嗽、慢性支气管炎；肾阴虚所致的小便频数、遗精、带下等病证。此外，还有降血糖、抗氧化等作用，糖尿病人久服也可强身壮体，益寿延年。

人参：亦称山参、鬼盖、神草、黄参、血参、孩儿参、棒棰等。味甘、微苦，性平，归脾、肺、心经。为中医最常用的补气良药，也是众人皆知的补气食物。气虚者可食用人参，对气虚兼有阳虚或脾虚或肺虚者，食之更加适宜。

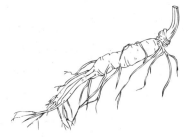

人参能大补元气，复脉固脱，补脾益肺，生津，安神。气虚质人用于保健，一般在立冬之后至立春之前食用，或工作繁多、身感疲劳时可煎汤代茶或酌加于药茶中。西医学研究证明，人参能调节中枢神经系统兴奋过程和抑制过程的平衡，提高工作能力，减少疲劳；提高机体的适应性，对许多传染病的治疗具有重要意义；能提高心肌收缩力，对心肌细胞起保护作用；人参还有一定的降压作用。此外，党参和太子参具有与人参相同的功效，也适宜于气虚体质者服食。由于西洋参性偏凉，且有养肺阴和降虚火作用，所以对气虚而兼有肺阴不足者更为适宜。

【温馨提示】

人参与食物相克：食用人参期间忌萝卜、浓茶。

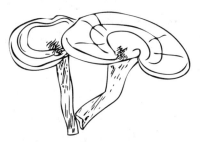

灵芝：味甘，性平，归心、肺、肝、肾经。主治虚劳、咳嗽、气喘、失眠、消化不良、恶性肿瘤等。灵芝有 6 种，以颜色命名，其功用略有差异，养生常用紫灵芝。灵芝含有灵芝多糖、灵芝多肽、16 种氨基酸（其中含有7 种人体必需氨基酸）、蛋白质及多种微量元素。灵芝对人体具有双向调节作用，所治病种涉及心脑血管、消化、神经、内分泌、呼吸、运动等各个系统，尤其对肿瘤、肝脏病变、失眠以及衰老的防治作用十分显著。

大枣：大枣是益气补血、物美价廉的最佳美味中药。大枣又名红枣、枣子，起源于中国，在中国已有四千多年的种植历史，自古以来就被列为"五果"（桃、李、梅、杏、枣）之一。大枣富含蛋白质、脂肪、糖类、胡萝卜素、B 族维生素、维生素 C、维生素 P 以及钙、磷、铁和环磷酸腺苷等营养成分。其中维生素 C 的含量在果品中名列前茅，有"维生素王"之美称。大枣主要用于中气不足、脾胃虚弱、体倦乏力、食少便溏、血虚萎黄、妇女脏躁等的

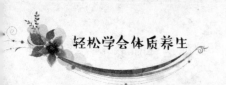

治疗。大枣具有补虚益气、养血安神、健脾和胃等作用，是脾胃虚弱、气血不足、倦怠无力、失眠多梦者良好的保健营养品。大枣对慢性肝炎、肝硬化、贫血、过敏性紫癜等病症有较好疗效；大枣含有三萜类化合物及环磷酸腺苷，有较强的抗癌、抗过敏作用。近年来药理研究发现，大枣中含有多种生物活性物质，如大枣多糖、黄酮类、皂苷类、三萜类、生物碱类、环磷酸腺苷、环磷酸鸟苷等，对人体有多种保健治病功效。从临床应用上看，服用大枣对于轻度失眠具有较好的辅助治疗作用。唐代孟诜亦云："大枣补不足气，煮食补肠胃，肥中益气第一。"所以，气虚者宜用大枣煨烂服食为佳。

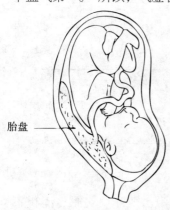

胎盘 ——

紫河车：性温，味甘、咸，是常用的补气之物，它有着显著的补气强壮作用。明代医家吴球认为紫河车益气补精，《本草再新》认为它能大补元气。凡气虚体质者，经常少少服食，确有显著的补气效果。

2.常用中成药

四君子汤、补中益气丸、参苓白术散、归脾丸、生脉散、玉屏风散、香砂养胃丸、保元汤、升陷汤、补肺汤、肾气丸等。

补中益气丸：脾胃气虚者，症见面色萎黄、少气懒言、四肢无力、困倦少食、饮食乏味、不耐劳累、动则气短，或气虚发热者，气虚下陷、久泻脱肛者，可选用补中益气丸。现用于子宫下垂、胃下垂或其他内脏下垂者。现代研究证实，补中益气丸对免疫系统、消化系统、泌尿系统等均有良好的调节作用，并能增强机体非特异性免疫和抗菌、抗病毒功能

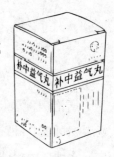

等。其还有调节胃肠运动，抗胃溃疡和抗胃黏膜损伤，兴奋子宫，增强心肌收缩力，影响消化液分泌，促进代谢，抗肿瘤，抗突变等作用。

香砂养胃丸：如果吃东西少，吃一点就腹胀，或者经常腹泻、大便不成形者，可以选择。

归脾丸：如果压力大就容易失眠，睡不好、吃不好，经过一段时间，出现

脸色蜡黄，工作起来注意力也涣散，记不住东西，工作效率明显下降，可以选择本药。

玉屏风散：由我国元代医家危亦林创制，可敛汗固表，是体质虚弱者预防感冒等感染性疾病的良方。研究表明，玉屏风散具有调节人体免疫力的功效，有"中成药中的丙种球蛋白"美称。

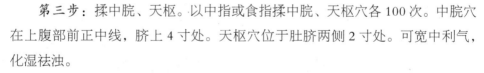

🔊【温馨提示】

无论是中药饮片或中成药，均需在医生的指导下使用。

七、经络腧穴养生

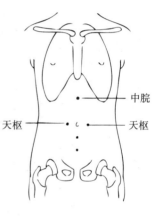

中脘
天枢　　天枢

1.推拿按摩

可以由他人按摩，也可以自我按摩。

第一步：推任脉。用双手拇指从天突穴推至神阙穴处。可降逆利气，宣肺止喘。

第二步：揉膻中。以中指或食指揉膻中穴100次。可宽胸利气，止咳平喘。

第三步：揉中脘、天枢。以中指或食指揉中脘、天枢穴各100次。中脘穴在上腹部前正中线，脐上4寸处。天枢穴位于肚脐两侧2寸处。可宽中利气，化湿祛浊。

第四步：摩腹。沿脐周逆时针摩腹30圈。

第五步：拿上肢。从肩部拿至腕部，往返2～3次。

第六步：擦上肢。擦上肢内外两侧，以透热为度。

第七步：揉风池。揉风池100次，可疏风活络。

第八步：拿颈项。从上向下反复操作3～4遍。

第九步：揉脾俞。以拇指或食指按揉脾俞穴100次。脾俞穴位于背部第11胸椎棘突下旁开1.5寸，可健脾化痰。

第十步：擦腰背。以拳眼竖擦腰背部，从肝俞到腰骶部，以透热为度。

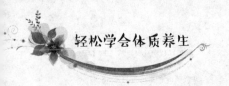
第十一步：揉足三里。以拇指或食指按揉足三里穴100次，可健脾化痰。

第十二步：搓下肢。两手搓下肢往返3～5遍，可解除肌肉疲劳，安神调和气血。

第十三步：拍击下肢。以虚掌拍击下肢两侧，可舒筋通络，振奋阳气。

右图中标注：足三里　足三里

2.艾灸

灸足三里对调整气虚体质有很好的效果。灸的方法很多，可用艾条灸的方法。艾条灸可以自己操作，不需要别人帮忙。一般进行温和灸，操作时将艾条一端点燃，对准足三里穴，距穴位0.5～1寸进行熏灸，使穴位局部有温热感即可；或使艾条缓慢沿足三里穴上下移动，以不烧伤局部皮肤为度。一般每侧穴灸10～15分钟，至皮肤稍呈红晕为度，隔日施灸1次，每个月10余次。老年人可于每日临睡前30分钟左右施灸。

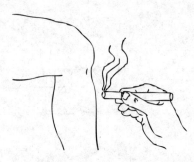

在灸足三里的同时，可以有选择地配伍一些穴位，如中脘、神阙、气海、命门等，以便达到更理想的效果。

以上方法只要坚持2～3个月，就会使胃肠功能得到改善，使人精神焕发，精力充沛。

3.耳穴调平

耳穴疗法是通过对耳廓特定点的刺激来防治疾病的一种医疗方法。早在清代，被誉为"长寿皇帝"的乾隆就将"耳常弹"作为自己保健的秘诀之一。

耳穴按摩手法，不限哪个年龄层次，不限体强体弱，也不计较场合或时间，可谓操作方便。尤其是对气虚之人，长年坚持耳穴按摩，可通过促进血液循环达到通经活络、调节机体阴阳平衡和增强机体免疫能力的作用。

第一步：双手食指、中指微微叉开，从耳垂处往上轻轻夹住耳廓，然后中等速度上下摩擦10～50次即停。

第二步：双手拇、食指指腹对合于耳朵前后，力量适中，做旋转捻揉三五下，并依次滑动，来回往复10～50次不等。

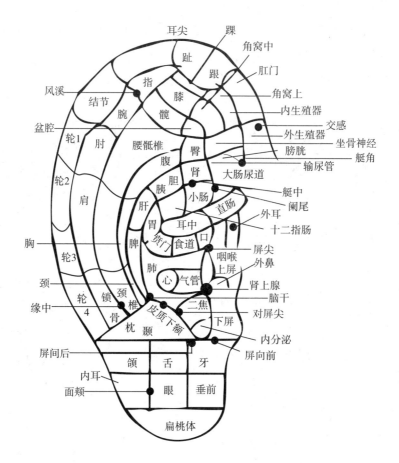

第三步：用拇指的指腹和食指、中指的侧面，将整个耳廓夹在其间，用柔和之力向外牵拉、上下牵拉及前后牵拉 10 余次。

4.足疗

"树枯根先竭，人老脚先衰"。脚对人体起着重要的养生保健作用。足疗是一种非药物疗法，包括足浴和足底按摩两部分，主要指足底按摩。是以温热、刺激、按摩病变器官或者腺体的足部反射区，通过促进血液循环，加速机体新陈代谢，调节神经系统功能，疏通经络气血，解除病痛，调节和恢复人体脏腑功能，使失调、病变的脏腑功能得以重新修复和调整，从而达到防病、治病、保健、强身的目的。

解足疗就不可避免要了解足反射区。什么是反射区呢？脚内有丰富的神经末梢，经这些神经末梢，信息和能量从身体所有器官和组织反射到脚底的一定区域，即反射区。反射区是神经聚集点，这些聚集点与身体各器官相对应。每个器官在脚部都有一个固定的反射位置，当一个人身体的某个脏器或体表的某处发生病变，就会在相应反射区出现一定反应。

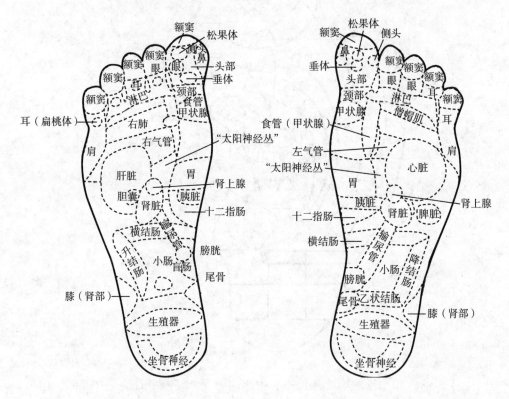

了我们通常所接触到的足底按摩主要是用手直接或间接施力于脚部反射区，运用各种手法给脚部一定疼痛刺激，通过反射区的作用纠正身体相应器官的不正常状态，从而达到治疗保健的目的。用手按摩比较灵活，可以根据不同人对疼痛不同的耐受度来调节施力的大小，可以自我按摩，也可以互相按摩。直接按摩主要靠手来施力，而且要求达到一定的刺激程度，因此操作起来比较累，需要一定的力量与耐力。间接按摩常借助一些器具，如用按摩棒等按摩，相对来说，减轻了手的用力，比较轻松一点。也可完全不用手来按摩脚部，如坐位或站立时，可在脚下某反射区位置垫一块鹅卵石，通过上下小幅度踮脚的运动，一起一落，达到鹅卵石对脚的按摩刺激作用。其他如药物泡脚、热水烫脚、运用电磁仪器刺激脚部等也都归入脚部按摩的范畴。

家庭足疗养生简便实用、便于操作。其要诀是洗、触、按、搓。

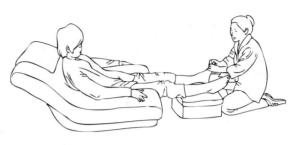

第一步：洗脚。

脚是人之底，一夜一次洗。每天睡觉前温水泡洗双脚，既能清洗保洁双足，又能健脑安神、补肾健体、防治失眠，还能消除疲劳、恢复健康。

或许多数人说洗脚谁不会？其实洗脚有很大学问，不同的洗法会有不同的效果。开始时水不宜过多，浸过脚趾即可，水温在 42～50℃。浸泡一会儿后，再逐渐加温热水至踝关节以上，水温保持在 60℃左右。同时两脚不停地活动，相互搓动或用双手搓揉，以促进水的流动。每次持续 20～30 分钟，以身上感到微热为佳。然后把脚擦干，进行按摩。

第二步：触脚自诊病，防患于未然。

经常用手指触摸双脚的各个部位。如触摸到皮下组织有结节、硬块或水疱样感觉，且感到疼痛时，应及时诊治，千万不可掉以轻心。

第三步：按摩足底，祛病健体。

足底部涂上润肤油，适当力度地进行按摩刺激，经络就会逐步疏通，阴阳趋于平衡，疾病隐患日渐消除。

第四步：天天搓涌泉，百病不沾染。

搓揉足心的"涌泉穴"。涌泉穴是保健要穴之一，是人体足少阴肾经之井穴，水之源泉，为肾经的起点。也是反射疗法中肾脏在足底的反射区。经常按搓涌泉穴，就能肾精充足，耳聪目明，发育正常，精力充沛，强腰膝壮筋骨，行走有力，补精强肾，健体消疾。而且肾脏功能强壮后，对其他脏腑器官亦有保健作用，故应常搓涌泉穴。

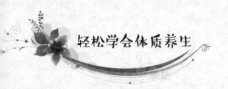

扫码听书

附：血虚质

▲

血虚质一般常与气虚和阴虚体质相兼出现。

"气为血帅，血为气母"。失血过多，或久病阴血虚耗，或脾胃功能失常等导致血虚，血虚易引起气虚，而气虚不能化生血液，又是形成血虚的一个重要因素。

血虚体质的人常表现为身体瘦弱，面色苍白或萎黄，皮肤干燥粗糙，唇甲、舌质颜色淡白，毛发枯无光泽，头晕，眼干涩，心悸失眠，神疲乏力，手足发麻，小便正常，大便偏干，舌淡，脉细无力。女性往往伴有月经量少，色淡，月经延期甚至闭经等。

对于血虚体质的人，调养可以从以下几个方面入手。

（一）起居养生

血虚体质的人平时起床站立的动作要缓慢些，要注意劳逸结合，保证充足的睡眠。日常生活中要谨防"久视伤血"和"劳心过度"。要多注意眼睛的休息和保养，不要长时间看书、报、电视、电脑等，防止因为过度用眼而耗伤气血。另外，人的血液循环与心有关，大脑的血液靠心脏源源不断供给；若思虑过度，就会耗伤心血。因此，血虚体质的人不可用脑过度。一旦感到大脑疲劳，就要调节一下，或听听优美的音乐，或欣赏鸟语花香，或观赏风景。

（二）运动养生

血虚体质的人应选择较为柔和的运动，如散步、太极拳等，每次运动时运动量不要过大，运动形式不可过猛。

（三）膳食养生

1.宜选食物

（1）谷物类：大米、赤豆、糯米、高粱。

（2）肉食类：牛羊肉、鸡鸭血、牛奶、蛋黄、海参、鹌鹑、各种鱼类。

（3）蔬菜类：花生、枸杞子、豆制品、菠菜、胡萝卜、苋菜、草菇等。

（4）水果类：樱桃、水蜜桃、桂圆、荔枝、葡萄、桑椹。

2.膳食宜忌

（1）忌食生冷性凉之品，如荸荠、大蒜、海藻、草豆蔻、荷叶、薄荷、菊花、槟榔、生萝卜等。

（2）忌食辛辣热性食物，如辣椒、肉桂、胡椒、芥末等。

（3）宜少吃盐、味精，戒烟，少酒。

3.养生食谱

（1）生地蒸乌鸡

【原料】雌乌鸡1只，生地黄30克，饴糖100克。

【制作】乌鸡洗净，生地黄洗净切成细条，与饴糖拌和均匀，纳入鸡腹内即缚，放入盘中，上笼蒸熟即成。勿加盐。

【功效】补血滋阴。

【用法】佐餐使用，食肉饮汁。

（2）归脾麦片粥

【原料】党参、黄芪各15克，当归、酸枣仁、甘草各10克，丹参12克，桂枝5克，麦片60克，桂圆肉20克，大枣5枚。

【制作】党参、黄芪、当归、酸枣仁、甘草、丹参、桂枝置清水内浸1小时后，捞出，加水1000毫升，煎汁去渣；加入麦片、桂圆肉、大枣（劈开），共煮为粥。

【功效】健脾养心，益气补血。

【用法】日服2次。

（3）双红阿胶汁

【原料】阿胶100克，干大枣（即红枣）200克，红景天100克，红糖适量。

【制作】红景天、大枣加水800克泡1小时，大火开锅后中火煮20分钟，滤汁。然后放入阿胶、红糖，上笼蒸至阿胶烊化均匀，冰箱冷藏。

【功效】养血补血益气。

【用法】每日3次，均分7日食用。

（4）四君子蒸鸭

【原料】嫩肥鸭(1400克左右)1只，党参15克，白术10克，茯苓10克，炙甘草6克，姜、葱、精盐、酒适量，鲜汤700克。

【制作】鸭子清洗后入开水中氽一下捞起。党参、白术、茯苓、炙甘草切片，装入双层纱布袋中，放入鸭腹内。将鸭子装入蒸碗中，加入姜、葱、酒、鲜汤、精盐。碗口严盖，武火上蒸约3小时，至鸭骨松裂时取出。取出药包，拣去姜、葱即成。

【功效】甘温益气，健脾养胃，悦色。

【用法】佐餐食用。

扫码听书

阳虚质

　　阳虚质养生关键在补阳。五脏之中，肾为一身的阳气之根，脾为阳气生化之源。因此，这类体质养生当着重在温补脾肾，以振奋阳气、温化寒湿、畅达气血。阳虚质适合长期饮食调养，同时适当运动有助于阳气的恢复。

一、起居养生 ▶▶▶

1.睡眠

阳虚质人睡觉喜欢蜷卧，且容易因夜尿频繁而影响睡眠。因此，阳虚质人临睡前尽量不要饮水，且睡前要将小便排干净。

要善于调节自己的感情，消除不良情绪的影响。多参加运动，少熬夜。

2.二便

阳虚质人小便多，容易喝了水就要去厕所，夜尿较频繁，晚上起夜两三次；有的人还会有小便解不干净的感觉。因此，注意晚间临睡前尽量不要饮水，以免影响睡眠。

阳虚质人的大便多不成形，甚至会"完谷不化"，也就是大便中出现没有被消化的食物，吃什么拉什么。有的人还会出现"五更泻"，大清早的就得起床上厕所，解出来的还是稀大便。因此，要少吃生冷油腻、难以消化的食物，降低消化道的负担。

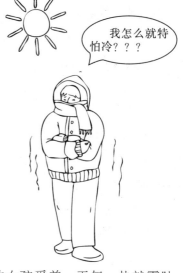

我怎么就特怕冷？？？

3.服饰

阳虚质人耐夏不耐冬，怕冷不怕热，到了冬季手冷过肘、足冷过膝，睡不热被窝，很容易感冒。这类人抗疲劳能力差，稍微活动一下就会大汗淋漓、气喘吁吁。有时候甚至没有活动，也会不自觉地出汗，因此要注意保暖。有的女孩爱美，天气一热就露肚脐，穿短裙把膝盖露在外边，这都很损伤阳气。阳虚的人在夏天更应该注意关节的保暖。在春秋季或夏季空调房里尽量不穿露肩、露膝、露脐、露腰、露股的衣服。

二、季节养生 ▶▶▶

1.春季养生

在春夏之季，要注意培补阳气，多晒太阳，可以大大提高适应冬季严寒气

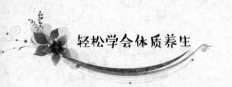
候的能力。春季适当进食升阳之品，如陈皮、谷芽、韭菜、花生、葱、姜等。慎脱衣减装，要适当"春捂"，先减上衣，后减下装。

2.夏季养生

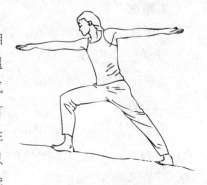

夏季是补阳气的最好季节，依据"天人相应"的理念，借夏天阳气最旺之时，选用辛温药物，贴在疾病对应穴位，或艾灸足三里、气海、关元、肾俞、命门等穴位。对于一些患有慢性病，如哮喘、支气管炎、慢性鼻炎、慢性结肠炎、慢性胃炎、痛经等的阳虚质人，可以选择"冬病夏治"改善体质状态。一般是连续贴敷 3 年，有效率可达 50% ～ 70%。

夏季尽量少在空调环境中生活工作；有空调设备的房间，要注意室内外的温差不要过大。同时避免在树荫下及过堂风很大的过道久停，更不可在室外、树荫、过道等风口之处露宿。尽量少饮冷饮及少食寒冷食物。阳虚明显者可以在"三伏天"进补温热之品，如羊肉、狗肉、童子鸡等。

3.秋季养生

阳虚质人因为阳气不足，所以大多都比较安静、懒散，秋冬寒冷时也很容易抑郁、忧愁、悲伤，这时需要增加户外运动。秋季不可"秋冻"，注意保温，尤其腰部和下肢脚部。宜食偏温的水果，不宜食生冷瓜果。

4.冬季养生

阳虚质人冬季谨避寒邪，有条件者可以到温暖的南方过冬。秋冬季要保证积极地运动锻炼，振奋阳气。冬季宜进食温补的羊肉、狗肉、鹿肉、童子鸡、虾、鹿茸、蛤蚧、紫河车、菟丝子、核桃仁、栗子、胡萝卜等提升阳气。

冬季可食用膏方。膏方是中药的一种传统剂型，通常指的是内服膏方，又称膏滋。膏方是将中药饮片加水煎煮，去渣浓缩后，加饴糖、蜂蜜或阿胶等煎熬成的稠厚半流体制剂，如雪梨膏、川贝枇杷膏等。四季皆可服用膏方进补，但以冬季最佳。膏方具有补虚扶弱、补中寓治、治中寓补、随证加减、量体裁方的特点，对多种慢性疾病及体质虚弱者有较好的调理和治疗作用。只要处方得当、服用合理，不仅能促进急慢性病人康复，还可使正气旺盛、身体健康，起到预防疾病的作用。因膏方服用方便，且具有很好的治疗、调补作用，得到很多人的青睐。

🔊 【温馨提示】

（1）膏方并非越贵越好，关键要根据实际情况进补。只有辨证正确，才能有满意效果，增强对疾病的防御能力。

（2）病情不稳定者不宜擅自服用膏方。

（3）服用膏方前先调理脾胃。

▌三、膳食养生

（一）饮食宜忌

阳虚质人应多食有壮阳作用的食品，如羊肉、狗肉、鹿肉、鸡肉。根据"春夏养阳"的法则，夏日三伏，每伏可食生姜当归羊肉汤1次，配合天地阳旺之时，以壮人体之阳，最为有效。

1.忌食食物

不宜多食生冷、苦寒、性凉、黏腻的食物，比如梨、李子、西瓜、荸荠、香蕉、枇杷、甘蔗、柿子、冬瓜、黄瓜、苦瓜、芹菜、茄子、蚕豆、绿豆、百合、甲鱼、鸭肉、田螺、蟹肉、绿茶、冷冻饮料等。尤其不宜多饮清热泻火的凉茶。

2.宜食食物

宜食温补性食物和益肾食品，如荔枝、龙眼、樱桃、杏、核桃仁、栗子、韭菜、芥菜、香菜、胡萝卜、洋葱、香菇、黄豆芽、黑豆、山药、牛肉、羊肉、狗肉、鹿肉、鸡肉、鹌鹑肉、黄鳝、草鱼、海虾、饴糖、酒、咖啡、红糖、生姜、辣椒、胡椒、糯米等。进补之品适合蒸、焖、煮、炖等烹调方法。宜低盐饮食。

（二）养生药膳

1.生姜当归羊肉汤

【原料】羊肉300克，当归30克，生姜60克，精盐少许。

【制作】羊肉洗净，切成小块，烧一锅水，水开之后把羊肉块放入沸水中

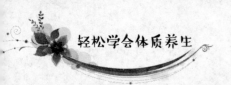

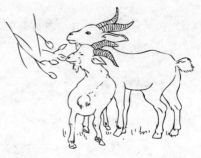

焯一下，把血水焯掉，然后把羊肉捞出来，沥干水分，再倒进砂锅里。加入当归、生姜，倒入清水，清水一定要多一些，大约是肉的2～3倍。盖上盖子上火煮，先用大火煮开之后，换小火再煮大约2个小时。煮好之后加入适量的盐，即可食用。

【功效】温中补虚。当归是常用的补血药，性质偏温，有活血养血补血的功效。生姜既是厨房不可缺少的调料，也是作用广泛的中药，可以温中散寒、发汗解表。羊肉性温热，补气助阳，暖中补虚，温中补血，祛寒止痛，特别适合冬季食用。生姜当归羊肉汤相传是汉代张仲景传下来的方子，在《本草纲目》中被称为补元阳、益血气的温热补品。

【用法】佐餐食用。

🔊 【温馨提示】

（1）本品大多数人都可食用，尤其是年老体弱者。但发烧、上火、咽喉疼痛的人忌用。

（2）皮肤病或患有肿瘤疾病者不宜食用。

2.仙苓炖鹌鹑

【原料】淫羊藿30克，茯苓30克，鹌鹑1只，精盐少许。

【制作】宰杀鹌鹑去毛，除去内脏，洗净后切块，与药材共同放入炖盅内，隔水炖3小时，调味即成。

【功效】淫羊藿补肾阳、强筋骨；茯苓味甘、淡，性平，入胃、脾、肺经，有利水祛湿、宁心安神、补脾胃作用。鹌鹑味甘，性平，可补中益气。本食疗方对关节肿痛、尿少浮肿、脾肾阳虚之人有效。

【用法】佐餐食用，吃肉饮汤。

3.智仁虫草炖鹅肉

【原料】益智仁10克，冬虫夏草5克，鹅肉50克，精盐3克，味精1克。

【制作】将鹅肉洗净切块与药材共入炖盅内，加适量水，隔水炖3小时，调味后吃肉饮汤。

【功效】益智仁有补肾、温脾、暖胃作用；冬虫夏草味甘性平，入肺、肾经，有补肺化痰、益肾助阳、治咳喘作用；鹅肉味甘性平，入脾、胃经，补虚益气，暖脾胃，治身体虚弱。本食疗方适用久病体弱之阳虚者。

【用法】佐餐食用，吃肉饮汤。

4.参芪乳鸽盅

【原料】红参10克，黄芪30克，乳鸽（50克）1只，精盐3克，味精1克。

【制作】将乳鸽宰杀，去毛、内脏，切块。黄芪加水煮沸后约10分钟，与人参、乳鸽共放入炖盅内，隔水炖3小时，调味后即可。

【功效】红参味甘性微温，入肺、脾经，治阳气虚弱、脾胃气虚；黄芪味甘性温，入脾、肺经，补气升阳，止汗利尿；乳鸽味甘、咸，性平，补肝肾，益气血，治久病体弱、气血虚亏。本食疗方对脾肾阳虚、久病虚弱者有效。

【用法】佐餐食用，吃肉饮汤。

5.附子姜甘茶

【原料】制附子1.5克，干姜3克，甘草3克，红茶3克。

【制作】先将附子、干姜、甘草置于250毫升水中煎煮，至水沸后30分钟，再泡茶饮用，冲饮至味淡。

【功效】回阳救逆。

【用法】代茶饮。因附子存在一定毒性，须在医师指导下使用。

6.茴香包子

【原料】茴香100克，去骨去皮鸡肉50克，葱、姜、五香粉、精盐、鸡精、香油、生抽各少量。

【制作】将茴香和鸡肉分别剁碎，两者搅拌均匀，加入适量上述作料，拌匀作为馅料。以和好的小麦粉发面擀皮，置馅于皮中，捏成包子，于笼上旺火蒸20分钟即可，热食。

【功效】开胃进食，理气散寒。

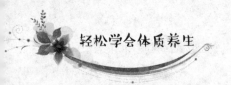

【用法】主食。

7.大枣核桃粥

【原料】大枣 7 枚，糯米 50 克，核桃仁 10 克，栗子 30 克，山药 100 克，红糖 10 克。

【制作】上料共同于清水中，以文火久炖至熟烂即成。

【功效】温中益气，养胃和脾，调脏腑。

【用法】主餐热食。

▶四、运动养生 ▶▶

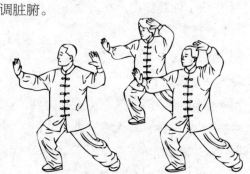

躯体运动非常重要，因为"动能生阳"。至于什么运动适合，以力所能及、感兴趣又方便为原则，只有这样才能持之以恒。再好的运动，不能坚持就毫无意义。

阳虚体质的人，要增加户外活动，多见阳光，令身体与自然直接接触，阳气就被调动起来走肌表，行使卫外功能，尤其可以增加抗寒的能力。阳虚体质者多为干性皮肤，如果怕生斑，可以在晒太阳的时候做一些防护。比如夏天的时候选上午 10 点钟以前、下午 3 点钟以后出门，或者晒冬阳、晒秋阳、晒春阳，还可以涂抹防晒霜。

阳虚体质者的身体锻炼可根据自己的体能，贵在常年坚持。可选用一些传统的健身功法，如太极拳、太极剑、保健功等。

养肾功

（1）屈肘上举：端坐，两腿自然分开，双手屈肘侧举，手指伸直向上，与两耳平，然后双手上举，以两胁部感觉有所牵动为度，随即复原，可连做 10 次。

（2）抛空：端坐，左臂自然屈肘，置于腿上，右臂屈肘，手掌向上，做抛物动作 3～5 次；然后，右臂放腿上，左手做抛空动作，与右手动作相同。每天 5 遍。

（3）荡腿：端坐，两脚自然下垂，先慢慢左右转动身体 3 次，然后两脚悬空，前后摆动 10 余次。本动作可以活动腰、膝，具有益肾强腰的功效。

（4）摩腰：端坐，宽衣，将腰带松开，双手相搓，以略觉发热为度；再

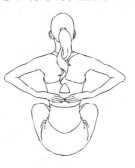

将双手置于腰间，上下搓摩腰部，直到腰部感觉发热为止。搓摩腰部，实际上是对腰部命门穴、肾俞、气海俞、大肠俞等穴的自我按摩，而这些穴位大多与肾脏有关。待搓至发热之时，可起到疏通经络、行气活血、温肾壮腰之作用。

🔊【温馨提示】

（1）练功时应避寒就温，注意保暖，特别是后背、胃脘部(小腹附近)、脐周和足底部位。阳虚质人锻炼时易出汗，故运动时注意选择避风处为好，注意多穿些衣服，避免受凉。

（2）在锻炼时避免做过于剧烈的运动，以免大汗淋漓，损伤阳气。喜欢晨练的人，尤其在冬季，最好是等太阳出来后，气温有所升高的时候进行；否则不仅达不到锻炼的效果，反而容易因过于寒冷引发多种疾病。

（3）阳虚质人应该每天拿出一点儿时间晒晒太阳，以提高冬季的耐寒能力。

五、情志养生 »»»

1.调节情绪

阳气不足的人常表现出情绪不佳，因此要善于调节自己的情绪，消除或减少不良情绪的影响。阳虚质的人性格多沉静，容易神疲倦怠，消沉，悲观，不喜运动，缺乏性欲。因此，阳虚体质之养生必须加强精神调养，去忧悲，防惊恐，和喜怒，努力消除不良情绪的影响。尤其是老年人要多交朋友，充实晚年生活，移情琴棋书画等，以排遣忧愁和寂寞。

2.陶冶情操

阳虚体质的人适宜闻玫瑰花、茉莉花、薄荷、三角红、鼠尾草等芳香气味，多栽培上述花卉有益于培补阳气。

多听《蓝色多瑙河》《春之歌圆舞曲》《维也纳森林的故事》《步步高》《喜

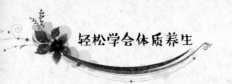

洋洋》《春天来了》等令人轻度兴奋的乐曲，有利于振奋阳气。

六、中药调养

1.常用中药饮片

阳气虚较明显，但又没有达到疾病诊断标准的亚健康状态时，可以吃一些较安全的中药，比如鹿茸、韭菜子、补骨脂、益智仁、桑寄生、肉桂、熟地黄、人参、黄芪、仙茅、巴戟天、杜仲、核桃仁、菟丝子、沙苑子等，可做成膏滋长期服用。

2.常用中成药

参茸丸、金匮肾气丸、龟鹿二仙膏等。

金匮肾气丸：又名桂附地黄丸、八味地黄丸。此方来源于医圣张仲景所著的《金匮要略》，是治疗阳虚体质的要药，有抗衰老、增强免疫力、改善脂肪和糖代谢等作用。

龟鹿二仙膏：方中龟甲通任脉而滋阴潜阳，益肾生津；鹿角可以通督脉而壮阳补肾，强筋健骨；"二仙"乃"血肉有情之品"，合用则沟通任督，峻补阴阳。另配党参补气以健脾养胃，益肺生津；枸杞子养血以滋补肝肾，益精明目。全方合用，阳生阴长，气固血充，具有补血、补肾、壮阳、抗辐射、抗衰老作用，能提高细胞和体液免疫功能。适宜阳虚质的人服用。本品宜饭前或进食时同时服用，在口服本药时忌食辛辣食物，服药期间如出现胃脘不适、食欲不振、便溏、头痛症状时，应暂停服药。

【温馨提示】

无论是中药饮片或中成药，均需在医生的指导下使用。

七、经络腧穴养生

阳虚体质者的经络腧穴养生以任脉、督脉、背部膀胱经、肾经为主，可采用按摩、艾灸及贴敷等。

1.推拿按摩

第一步：揉太阳。以中指或食指揉太阳穴（眉梢与外眼角之间，向后约一横指的凹陷处）100次。

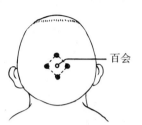

百会

第二步：揉印堂。以中指或食指揉印堂穴（两眉头中间处）100次。

第三步：揉百会。用手掌按摩头顶中央的百会穴，每次按顺时针方向和逆时针方向各按摩50圈，每天2～3次。

第四步：五指分梳。两手五指分开，从前发际梳向后发际66次。可行气活血，疏通经络。

第五步：揉风池。以指揉风池穴100次，风池位于颈后发际凹陷中（胸锁乳突肌与斜方肌上端之间的凹陷处）。

第六步：揉命门。以指揉命门穴100次。命门位于人体的腰部后正中线上（第2腰椎棘突下凹陷处）。

第七步：拿捏腰肌。沿脊柱两侧由上至下反复揉按腰部。

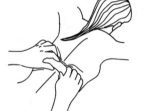

第八步：点腰骶。以局部出现酸、麻、胀、痛感为度，一般每穴持续1～2分钟。先点肾俞，再点大肠俞（第4腰椎棘突下旁开1.5寸），然后点八髎穴（为上髎、次髎、中髎和下髎，左右共8个穴位，分别在第1、2、3、4骶后孔中），最后点按委中穴。

第九步：摩神阙、关元、气海各100次；摩脐周，逆时针方向30圈。

第十步：揉阳陵泉、阴陵泉各100次。

第十一步：擦足心，以透热为度。或每晚睡前按摩涌泉穴100～200次。

2.贴敷

贴敷疗法一般在夏季三伏天贴敷为最好，于三伏天各敷1次，连贴3年。病史较长或病情较为顽固者可适当增加贴敷次数，贴敷时间一般不超过24小时。

🔊【温馨提示】

（1）贴药后最好不要去空调房，因为遇冷会使毛孔收缩，影响药物吸收；也不要太多出汗，出汗容易使固定药饼的胶布脱落。最好在阴凉的地方或适当用电扇微风吹拂。

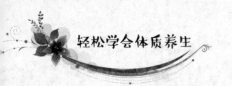

（2）贴敷的当天禁食生冷、肥甘、厚味、海鲜及辛辣刺激之品，其他饮食与平时一样。

（3）药贴取下后可以洗澡，但不要搓贴敷穴位之处。

3.艾灸

艾灸能温经散寒，行气通络，益气温阳。而人身阳气保持常盛，正气充足，则病邪不易侵犯。艾灸操作简单，非常适合阳虚质的人进行体质纠偏保健。

常用腧穴：百会、命门、肾俞、神阙、气海、关元、中极。

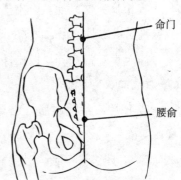

第一步：用温灸器自上至下灸百会、脾俞、肾俞、命门、足三里，每穴灸5～7分钟，每日1次，10日为1个疗程。有调和气血、温中散寒的作用。

第二步：隔盐隔姜灸神阙。生姜1片，大小如1元硬币，厚薄是0.7～0.8厘米，少许盐和清艾绒（注意：要柔和纯净如棉，不可有杂质，否则烟大又易烫伤）。用盐把肚脐填满，上放生姜片（姜片上扎有针孔），将做好的圆锥形艾绒柱轻轻放在姜片上，点燃艾绒慢慢燃烧。烧完一柱再放一柱，一直到肚脐里的盐又黄又湿，感到犹如热水缓缓在腹中流动。

第三步：用温灸器自上至下灸气海、关元、中极，同时配合热水泡脚（泡至膝关节下），直至皮肤发红。

【温馨提示】

施灸的时候一般按照先灸阳经、后灸阴经，先灸背部、后灸腹部的原则。

扫码听书

阴虚质

阴虚质养生关键在于补阴清热，滋养肝肾。五脏之中，肝藏血，肾藏精，因此应以滋养肝肾二脏为重点。多吃甘凉滋润的食物，如瘦猪肉、鸭肉、龟、鳖、绿豆、冬瓜、芝麻、百合等。少食羊肉、狗肉、韭菜、辣椒、葱、蒜、葵花子等性温燥烈的食物。平时宜克制情绪，遇事要冷静，正确对待顺境和逆境。可以用练书法、下棋来怡情悦性，用旅游来寄情山水、陶冶情操。平时多听一些曲调舒缓、轻柔、抒情的音乐，防止恼怒。

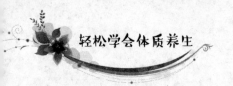

一、起居养生

阴虚者，畏热喜凉，冬寒易过，夏热难受，尤其要注意"秋冬养阴"的调养原则。居住环境宜安静，选择坐南朝北的房子。避免剧烈运动和在高温酷暑下工作。只适合做中小强度、间断性的身体锻炼，可选择太极拳、太极剑等。锻炼时要控制出汗量，及时补充水分。不适合洗桑拿。

中医学认为，静能安神，静能生阴。睡眠对于阴虚体质养生非常重要。对于阴虚体质的人来说，保证睡眠质量，少熬夜，按时作息，是基本的养生原则。中午应保持一定的午休时间。宜节制房事，因为过度伤精耗液，对男女都有伤害。晚上睡前多用热水泡脚，经常做足部按摩，有助于促进睡眠。

二、季节养生

1.春季养生

早春时节正值刚过冬季，尤其是北方，早晚温差很大，民间也早有"春捂秋冻"之说。这个时节最好是早睡早起，更利于人体的阴阳平衡。春季由于阳气生发，万物复苏，会造成虚火上升，易出现口腔溃疡、失眠、目赤等症状，应该多吃些清虚火、滋阴润燥的食物。

辛甘之品助春阳，初春阴虚内热之人，可选择粽子、鸭肉、海带、绿豆、甘蔗汁、荸荠、百合等，以清火。要少吃涩、油腻、生冷食品，多选择含 B 族维生素、维生素 E 的主食与副食，以养脾胃。

2.夏季养生

夏季天气炎热，应避免烈日暴晒，避免汗出过多，以防伤阴，尽量处在阴凉处。同时可以适当吃些西洋参、生脉饮等中药，以及酸梅汤、西瓜等饮料、水果。

3.秋季养生

秋季滋阴润肺、通肠润燥是重点。人体中，肺为水上之源，肾为水下之源，水源不足则会造成阴虚。因此，阴虚体质者肺肾两脏都相对虚弱，秋季应避免肺燥，使肺的肃降功能发挥正常，肾脏得到阴津补充。多吃些水分多、滋阴润燥功能的药物或水果，如沙参、麦冬、玉竹、百合、银耳、雪梨等；多喝粥类以及蜂蜜水等润肠通便。秋季可适当"秋冻"，逐渐增加衣物。

4.冬季养生

冬季时要注意"春夏养阳，秋冬养阴"。阴虚体质的人应注意冬季保持充足的夜间睡眠，少熬夜。冬季进补也要适当，不要过食羊肉、辣椒等燥热辛辣之物。

三、膳食养生

（一）饮食宜忌

阴虚体质者的饮食调理原则是滋阴潜阳。宜多选择味甘性寒凉、具有滋补机体阴精功效的食品。三餐宜清淡，远肥腻厚味、燥烈之品。可多吃芝麻、糯米、蜂蜜、乳品、甘蔗、鱼类等清淡食物，对于葱、姜、蒜、韭、椒等辛辣之品则应少吃。

1.忌食食物

尽量少吃的食物：羊肉、牛肉、狗肉、虾、韭菜、辣椒、葱、蒜、瓜子等。这些食物性质温燥，容易伤阴。

2.宜食食物

（1）饮食宜滋补、清淡。多吃热量稍低，含高蛋白、低脂肪、低糖、多维生素的食物。

（2）可适度摄取寒凉性或平性食物，以减少燥热症状，如小米、大麦、黄豆、绿豆、芹菜、豆腐、绿豆芽、金针菜、菠菜、茄子、竹笋、甜菜、枸杞子、蘑菇、紫菜、海带、西瓜、冬瓜、丝瓜、黄瓜、甜瓜、苦瓜、菜瓜、枇杷、芒果、梨、罗汉果、柿子、柿饼、香蕉、菠萝、椰子、荸荠、藕、生菱、甲鱼、海蜇、田螺、螺蛳、蟹、蛇肉、黑芝麻、蚌肉、蛤蜊肉、鸭肉、鸡蛋、鸭蛋、牛奶、蜂蜜、蜂乳、兔肉、乌鸡、海松子、豆浆、猪髓、燕窝、乌贼鱼、甲鱼、牡蛎肉、鱼翅、干贝、麻油、百合、银耳、黑木耳、番茄、葡萄、柑橘、荸荠、苹果、桑椹、甘蔗等。其中食补以甲鱼、银耳、鸭肉、蜂蜜、百合为佳。

（3）西瓜、冬瓜、丝瓜、苦瓜、黄瓜、菠菜、生莲藕等，可以起到滋阴清热的作用。其他水果可在应季时适当吃一些。

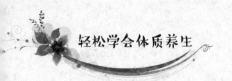

鸭肉：鸭肉营养价值较高，所含脂肪酸熔点低，易于消化。其含 B 族维生素和维生素 E 较其他肉类多，能有效抵抗脚气病、神经炎和多种炎症，还能抗衰老。鸭肉味甘微咸，性偏凉，具有"滋五脏之阴，清虚劳之热，补血行水，养胃生津，止咳息惊"等功效。尤其适合爱上火、食少、便秘、产后或病后体虚、妇女月经量少、咽干口渴者或水肿者食用，夏季食用效果更佳。因此，用鸭煲汤多数搭配冬瓜、马蹄、萝卜或冬虫夏草这些清热滋阴的食材，既能补充过度消耗的营养，又可祛除暑热带来的不适。

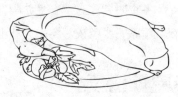

【温馨提示】

鸭肉虽好，但因肉性偏寒凉，因着凉引起食欲减退、胃脘疼痛、腹泻、腰痛及痛经等症者，则以暂不食用鸭肉为宜。鸭肉忌与甲鱼、兔肉、核桃、木耳、荞麦同食。

蜂蜜：在人类发现蔗糖和甜菜糖以前，蜂蜜是人类唯一的甜味剂。对于古希腊人来说，蜂蜜是众神所食的"特别的生命液体"。在希腊神话中，宙斯是被蜂蜜和山羊奶喂大的。蜂蜜对健康的好处早成为大家的共识，蜂蜜具有护肤美颜、抗疲劳、润肺止咳、保护心血管、保肝、改善睡眠、润肠通便等功效。

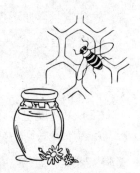

【温馨提示】

蜂蜜按来源分很多种，下面介绍几种适合日常食用的蜂蜜。

（1）百花蜜：采于百花丛中，汇百花之精华，集百花之大全。清香甜润，营养滋补，具蜂蜜之清热、补中、解毒、润燥、收敛等功效，是传统蜂蜜品种。

（2）龙眼蜜：具有龙眼的香气。有养血安神、开胃益脾、养颜清热润燥、补中之功效。对心脾血虚引起的心悸不安、失眠和记忆力减退有一定辅助疗效，特别适宜女性食用。

（3）槐花蜜：具有清淡幽香的槐花香味，甘甜，芳香适口。具有槐花之清热、祛湿、利尿、凉血、止血之功效，能保持毛细血管正常的抵抗能力，降低血压，亦有普通蜂蜜清热、补中、解毒、润燥之功效。为蜜中上品。

（4）丹参蜜：除有蜂蜜滋阴润燥的天然保健作用外，更具有丹参"生新血、去恶血"功效，适用于女性月经不调、行经腹痛等病。此外，丹参蜜还可以"凉血消肿，清心除烦"。

（5）黄芪蜜：除了有一般蜂蜜保健作用外，更具有中药黄芪之益卫固表、利水消肿的功效，从而起到升举中气、利尿、降低血压、强壮身体的作用。可补气固表，适合阴虚兼气虚多汗者保健食用。

（6）益母草蜜：除了有蜂蜜的保健作用外，本品更有益母草去瘀生新、调经活血等作用，适合月经不调、经血过多、产前产后女性食用。

甲鱼：学名鳖，又称水鱼、团鱼，是人们喜爱的滋补水产佳肴，无论蒸煮、清炖，还是烧卤、煎炸，都风味香浓，营养丰富。甲鱼还具有较高的药用食疗价值，有良好的滋补功效，且能提高人体的免疫功能。古代常用甲鱼治疗虚劳、脚气、遗精、痞块以及久病不愈等，现代常作为肺结核、肝脾肿大和癌症病人的辅助治疗食品。甲鱼属于寒凉性质的肉食，长于补阴液、退虚热，《日用本草》说甲鱼能"大补阴之不足。"《随息居饮食食谱》也说甲鱼能"滋肝肾之阴，清虚劳之热"。

百合：百合的鳞茎由鳞片抱合而成，有"百年好合""百事合意"之意，球根含丰富淀粉，部分品种可作为蔬菜食用。百合富含多种营养和生物活性成分，大部

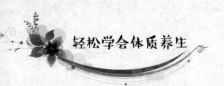

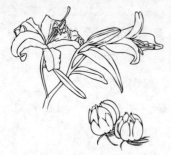

分是淀粉、蛋白质，另外还有生物碱和多种维生素，历来被认为是滋补佳品。百合味甘、微苦，能润肺止咳，具有抗癌、止咳祛痰平喘、镇静催眠、清心安神、降血糖及抗疲劳、提高免疫力的功能。阴虚燥热的人，可以用百合、银耳、沙参、麦冬熬汤。如果阴虚热盛，还可以在百合、银耳、沙参、麦冬的基础上再加菊花和金银花。如果阴虚兼夹气虚，在补阴的同时还要补气，可以用百合、银耳、沙参、麦冬，再加北黄芪和党参，诸药煲汤，可以根据个人口味，加放冰糖或者放盐。

（二）养生食谱

1.百合首乌安神排骨汤

【原料】猪肋排骨500克，何首乌10克，酸枣仁30克，百合20克，茯神15克，姜2片，米酒1汤匙。

【制作】将猪肋排骨洗净后，用沸水烫除血水。酸枣仁压碎后与其他药材一起放入纱布袋中；将药袋放入锅中，加适量水，浸泡约20分钟。将其余材料一起放进锅中，先开大火煮滚，捞除浮沫后改为小火，炖煮约1小时，待排骨熟烂，取出药袋，加盐调味即可食用。

【功效】补血镇静安眠。

【用法】佐餐食用。

2.黄精首乌烩海参

【原料】黄精25克，何首乌25克，海参500克，白果仁8粒，青江菜500克，姜片、青葱、酱油、冰糖、精盐、淀粉适量。

【制作】先将黄精与何首乌以5碗水煎煮至2碗；将青江菜余烫后取出围盘。起油锅加葱、姜少许爆香，加入海参（切滚刀块）及白果仁，炒至熟软时，倒入药汁、酱油2匙、冰糖及精盐调味至适口，烧滚后稍勾薄芡即成。

【功效】滋补肾阴，平喘止带。

【用法】佐餐食用。

3.芝麻芹菜拌双耳

【原料】黑木耳、银耳（干品重）各25克，黑、白芝麻各1茶匙，芹菜茎300克，红萝卜少许，盐1茶匙，砂糖1/3茶匙，芝麻油适量。

【制作】黑木耳、银耳以温水泡开后洗净，去蒂后切丝；芹菜去叶后斜切小段；红萝卜亦切丝。以热水汆烫黑木耳、银耳、芹菜、红萝卜丝。黑、白芝麻炒熟略研碎，将各种调味料加入拌匀，腌制约30分钟即可。

【功效】养血生津，滋阴润燥。

【用法】佐餐食用。

4.鸭骨莲藕汤

【原料】鸭骨500克，猪肉（瘦）200克，莲藕500克，干香菇20克，鲜栗子（去皮）50克，干大枣50克，莲子50克，海米40克，干笋50克，大葱50克，姜50克，精盐5克，白砂糖10克，料酒10克，味精3克。

【制作】猪肉洗净，切成两块；藕洗净，去皮切成两段；香菇用水浸泡，摘净；干笋、枣、莲子洗净备用。汤锅内加清水2000克，置大火上，将鸭骨、猪肉、藕、香菇、干笋、海米、葱、姜、料酒、糖同时放入汤锅；待汤沸后，用微火煮1小时；再放精盐、栗子、莲子、枣煮1小时即成。上桌时加入味精。

【功效】滋阴补虚，养阴益胃。

【用法】佐餐食用。

5.大枣猪皮脚筋汤

【原料】猪肉皮100克，猪蹄筋50克，干大枣50克，精盐3克。

【制作】将猪皮刮去皮下脂肪，洗净，切片；猪脚筋用清水浸软，洗净，切小段；大枣洗净。把全部原料一起放入锅内，加清水适量，武火煮沸后，文火煮1小时，调味即可。

【功效】滋阴润燥，利咽除烦。

【用法】佐餐食用。

6.鸭梨玫瑰果酱

【原料】鸭梨600克，玫瑰花5克，麦冬30克，甜菊10克，水500克，柠檬汁15克，麦芽糖300克。

【制作】鸭梨洗净沥干水分，去皮、果核，切小块放入果汁机中打成果泥备用。将麦冬放入冷水浸泡1小时，煮沸20分钟后，加入甜菊继续煮10分钟，至水剩一半量；捞除麦冬和甜菊，再加入麦芽糖拌煮至溶化；加入果泥、柠檬汁用小火继续煮；熬煮时要时常用木勺搅拌，以避免烧焦，且在煮的过程中经

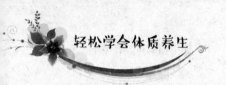

常将浮沫捞除；用小火慢慢煮至汁液变浓稠状；把玫瑰花瓣切丝加入，再煮3～5分钟即可熄火，装瓶放凉后冷藏保存。

【功效】滋阴补虚，养阴益肺。

【用法】每次50克，每日2次，温热服食。

7.银耳羹

【原料】干银耳50克，冰糖200克。

【制作】银耳放入碗内用温水泡透，摘去蒂头，拣去杂质，用手将银耳叶反复揉碎，用清水漂洗待用；将锅置火上，注入清水2000毫升，下银耳用大火烧开后改用小火熬2～3小时，待银耳熟烂汁稠，放入冰糖，煨10分钟即成。

【功效】祛热除燥。

【用法】代茶饮。

8.珠玉二宝粥

【原料】山药60克，薏米60克，柿霜饼24克。

【制作】先将山药、薏米捣成粗粒，放入锅内，加水适量，用火煮至烂熟；再将柿霜饼切碎，调入已煮好的粥内，开锅后即可服食，亦可当饭食用。

【功效】滋养脾肺，止咳祛痰。如用纯白柿霜饼，止咳效果更好。

【用法】佐餐食用。

9.女贞子酒

【原料】女贞子250克，烧酒750克。

【制作】将女贞子捣碎，浸于酒中，浸5天后即可饮用。

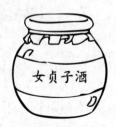

【功效】此酒可滋阴补肾，乌须黑发。

【用法】每次饮用20毫升，每天2次。

10.八宝荷叶饭

【原料】鲜荷叶（若用干荷叶需先用水泡软）1张，芡实、莲子、薏米各15克，糯米50克，大枣10克，荸荠及百合各60克。

【制作】百合、糯米、莲子、薏米、芡实洗净，泡涨。荸荠切成如豌豆大小的丁。以上各料用荷叶包裹，马兰草扎紧，放入锅中，加水没过，煮开后改文火继续煮1小时取出，翻扣在汤盘内，打开荷叶即可食用。

【功效】健脾祛湿，益肺滋肾。

【用法】作为主食食用。

11.三仙饮

【原料】生山药 200 克，枸杞子、玉竹各 15 克。

【制作】山药洗净去皮，枸杞子、玉竹水泡开，用豆浆机磨汁，煮开即可。

【功效】补脾气，益肾阴。

【用法】代茶饮。

12.蜂蜜糯米藕

【原料】选用粗圆茎直的鲜藕 1 支，糯米约 250 克，蜂蜜 50 毫升，白糖适量。

【制作】糯米首先洗净，冷水浸泡 4 小时左右；藕洗净打皮，在距节 3 厘米处切断，保留切下的一段做盖用。将藕倒空孔中水，把糯米灌进藕孔中，边灌边拍。灌满后，将切下的一段藕盖对准藕孔合好，用竹签插牢，放锅中。加水没过藕，在武火上煮沸后，改用文火焖煮约 1.5 小时，至藕成暗红色即熟，取出，切成 0.5 厘米左右的片，撒上蜂蜜。

【功效】健脾补虚，滋阴润肠。

【用法】佐餐食用。

13.洋参糯米鸡汤

【原料】西洋参片 15 克，糯米 50 克，鸡腿 1 只，红枣 6 枚，生葱 30 克，生姜 10 克，精盐少许。

【制作】糯米淘净，以清水浸泡 1 小时，沥干；鸡腿剁块，氽烫捞起。将糯米、鸡块盛入炖锅，放入切碎的葱、姜及西洋参、大枣，再加 5 碗水以大火煮开，转小火炖至肉熟烂，加盐调味即成。

【功效】增进身心活力，助人体快速排毒，提升抗压能力。注：如身体处于炎症活动期或有湿热，不宜服用。

14.百莲四宝羹

【原料】银耳、莲子、百合、麦冬各 6 克，冰糖适量。

【制作】将上料放入锅中，加清水 1000 克，大火烧开，改用文火煨 1 小时左右。

【功效】滋阴润燥，养心安神。

【用法】配餐食用，亦可作为甜食适时食用。

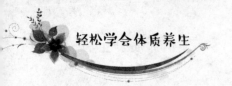
▶ 四、运动养生 ❖❖❖

合适的运动主要有太极拳、太极剑、八段锦、气功、游泳、健身操等。

强肾健身操

端坐，两腿自然下垂，先缓缓左右转动身体3～5次。然后，两脚向前摆动10余次，可根据个人体力，酌情增减。做动作时全身放松，动作要自然、缓和。转动身体时，躯干要保持正直，不宜俯仰。此动作可活动腰膝，益肾强腰，使腰、膝得以锻炼，对肾有益。

> **【温馨提示】**
>
> 阴虚体质者不宜进行剧烈运动，或是在炎热的夏天及闷热的环境中运动，适合做中小强度、间断性身体练习。要遵循春生、夏长、秋收、冬藏的季节规律。

▶ 五、情志养生 ❖❖❖

1.调节情绪

阴虚体质的人性情较急躁，常常心烦易怒，这是阴虚火旺、火扰神明之故。所以应遵循《素问》中"恬淡虚无""精神内守"之养神大法，即加强自我涵养，做到遇事不慌，冷静沉着。平时宜克制情绪，正确对待顺境和逆境；平日起居要有规律；在工作中，有条不紊，对非原则性问题少与人争执，减少动怒，少参加争胜负的文娱活动。可以用练书法、下棋来怡情悦性，用旅游来寄情山水、陶冶情操；闲暇时间多听曲调悠扬舒缓、轻柔抒情的音乐，对于调整情绪、睡眠十分有利，如《摇篮曲》《小夜曲》等。

2.陶冶情操

阴虚质者形体多瘦小，常感手足心潮热，口咽干燥，怕热喜凉，冬寒易过，夏热难受。所以，有条件的人，每逢春夏季，可到海边、林区、山区去旅游休假；住房最好选择居室环境安静、坐南朝北的房子；在炎热的夏季应注意避暑。

六、中药调养

1.常用中药饮片

阴虚当补阴，滋阴药物以清补为好，如玉竹、麦冬、石斛、百合、沙参等，可根据身体情况选用。亦可选用黄精、石斛、熟地黄、何首乌、当归等养血补阴药物，或女贞子、山茱萸、墨旱莲等滋阴生津药。女性用药剂量应比男性要轻。

2.常用中成药

肺阴虚者，宜服百合固金汤；心阴虚者，宜服天王补心丸；肾阴虚者宜服六味地黄丸；肝阴虚者，宜服一贯煎，亦可选用长生保命丹。

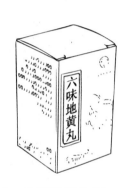

六味地黄丸：补阴名方，是阴中求阳的代表方，有滋阴补肾的功效。由熟地黄、山茱萸、山药、泽泻、牡丹皮、茯苓六味中药组成，主治腰膝酸软、头晕耳鸣等肝肾阴虚或肾阴不足证。现代研究证实，六味地黄丸有显著的抗衰老及抗疲劳、抗低温等作用。阴虚之人服用，气力回复，且无毒副作用，适宜长期服用。

【温馨提示】

无论是中药饮片或中成药，均需在医生的指导下使用。

七、经络腧穴养生

1.推拿按摩

第一步：按揉支沟、曲池、足三里、内关、大肠俞各100次，以酸胀为度。

第二步：顺时针掌摩脐周5分钟。

第三步：揉三阴交、阴陵泉、太溪、太冲。以上穴位具有养阴清热的作

用，每天可用手指揉各穴 200 次，有良好的健身效
果。

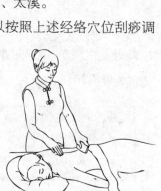

第四步：推左侧中下腹 50 次。

第五步：摩下腹 3 分钟。

第六步：揉背俞。按揉脾俞、大肠俞、上髎、
次髎各 100 次。横擦腰骶部，以透热为度。

第七步：拿大腿内收肌 10 次。

第八步：双手搓下肢，每侧 50 次。

2.刮痧

（1）常用经络部位

背部：膀胱经——双侧肺俞至肾俞。

腹部：任脉——神阙至关元。

上肢：肺经——双侧列缺至太渊；心包经——双侧内关。

下肢：脾经——双侧三阴交；肾经——双侧涌泉、太溪。

（2）操作：阴虚内热体质经常自觉发热者，可以按照上述经络穴位刮痧调
理，每周 2 次，一般坚持 3～4 周。

3.腰部按摩操

第一步：两手掌对搓至手心热后，分别放至
腰部，手掌朝向皮肤，上下按摩腰部，至有热感为
止。可早晚各 1 遍，每遍约 200 次。可补肾纳气。

第二步：两手握拳，手臂往后用两拇指的掌指
关节突出部位，自然按摩腰眼，向内做环形旋转按
摩，逐渐用力，以有酸胀感为度，持续按摩 10 分钟左右，早、中、晚各 1 次。

痰湿质

　　痰湿质宜健脾利湿、化瘀祛痰，以饮食调养、运动健身及药物养生为主。

　　在日常生活中应多注意调整自己的生活，改变一些不良习惯，加强体育锻炼和调整起居方式。

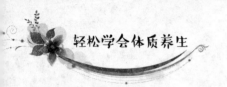

一、起居养生 ▶▶

1.睡眠

睡觉应注意不要直接睡地板。空气中水分会下降且地板湿气重，容易入侵体内造成四肢酸痛；最好睡在与地板有一定距离的床上。而且尽量保持室内空气干燥。痰湿质的人在夏秋之交，应特别注意居室和工作场所的通风。

2.二便

痰湿质的人尤其应注意自己的二便情况。当大便次数过多，不成形，尤其是清晨大便急，一泻为快，夜尿频繁，且尿量多而色清如水时，应及时健脾除湿。

3.服饰

穿衣尽量保持宽松，面料以棉、麻、丝等透气散湿的天然纤维为主，这样有利于汗液蒸发，祛除体内湿气。

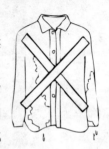

洗过的衣服应充分晾干，不要穿潮湿未干的衣服。鞋子穿了整日之后汗水会令鞋内产生湿气，所以回家后应将鞋放在阴凉通风处晾干；同时避免穿透气性差的人造革鞋子，以防湿邪从脚而入。

二、季节养生 ▶▶

1. 春季养生

初春天气乍暖还寒，春季湿气袭人时，人多不觉察。在春雨连绵的季节里，湿邪可从人的口鼻、肌肤而入；如果不能排出体外，就会滞留在体内，形成湿邪内阻。饮食上可以吃玉米、高粱、薏米、扁豆等。

2.夏季养生

夏季阴雨连绵，潮湿炎热。湿最容易困脾，导致脾的功能受扰，出现口中清淡无味、胃口差、消化不良、大便溏稀等脾虚表现。反之，脾虚易聚湿生痰。因此，痰湿质的人在夏季应以健脾祛湿为主，健脾就可以祛湿，可以吃冬瓜、薏米、芡实、赤小豆等。

3.秋季养生

早秋多雨多雾，空气潮湿，人体易感受湿邪。因此，在湿气大或阴雨天时不要常开窗，室内最好保持干燥。秋季的清晨，田野间露水大，尽量不要在潮湿的地方劳作，且要多运动。秋季祛湿的同时注意温脾，可以吃胡萝卜、猪肚等。

4.冬季养生

冬季气候寒冷，潮湿往往与"寒"并行，要注意保暖，不要受凉，也不要吃太寒凉的食物。冬季饮食要以温补脾胃为主，可以吃鲫鱼、怀山药、大枣等。炒菜时，可适当放点陈皮、胡椒面、花椒粉、辣椒粉等理气化痰、温里散寒的调味品。

三、膳食养生 ※ ※

（一）饮食宜忌

1.忌食食物

少吃甜、黏、油腻的食物；戒酒；忌暴饮暴食和进食速度过快；勿过饱；限制食盐的摄入。下列食物应特别注意。

李子：其味甘酸，酸性能收敛。《随息居饮食谱》谓其"多食生痰"。

石榴：味酸。《日用本草》曰："其汁恋膈成痰，损肺气，病人忌食。"《医林纂要》曰："多食生痰。"

甲鱼：痰湿体质者多气虚、脾虚，不适宜吃甲鱼。《本草从新》曰："脾虚者大忌。"《随息居饮食谱》曰："孕妇及中虚、寒湿内盛、时邪未净者，切忌之。"

柿子：《本草经疏》云："肺经无火，因客风寒作嗽者忌之。"《随息居饮食谱》云："凡中气虚寒、痰湿内盛，皆忌之。"

柚子：痰湿体质多体虚怕寒食，而柚子性寒，虽然有化痰之功，但气虚体弱之人不适宜吃。

枇杷：性凉，味甘酸。《随息居饮食谱》曰："多食助湿生痰，脾虚滑泄者忌之。"故痰湿体质者不宜吃。

还应少食或忌食田螺、螺蛳、鸭肉、蚌肉、牡蛎肉、梨子、山楂、甜菜、枸杞子，忌食海鲜、甜饮料、砂糖、饴糖等。

2.宜食食物

蔬菜、水果，尤其是一些具有健脾利湿、化痰祛痰的食物宜多吃；饮食应

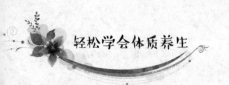

以清淡为主。可选择白萝卜、荸荠、紫菜、海蜇、洋葱、白果、大枣、扁豆、薏米、红小豆、蚕豆、海带、冬瓜、芥菜、韭菜、大头菜、香椿、辣椒、大蒜、葱、生姜、木瓜、山药、冬瓜仁、牛肉、羊肉、狗肉、鸡肉、鲢鱼、鳟鱼、带鱼、泥鳅、黄鳝、杏、荔枝、柠檬、樱桃、杨梅、槟榔、佛手、栗子、粳米、小米、玉米、芡实、豇豆、香菇、鹌鹑等。

对于痰湿质的人，鲤鱼是很好的祛湿食物。

鲤鱼：味甘，性平，归入脾、肝、肾、肺经。鲤鱼不但蛋白质含量高，而且质量也佳，并能供给人体必需的氨基酸、微量元素、维生素 A 和维生素 D。鲤鱼的脂肪多为不饱和脂肪酸，能很好地降低胆固醇，多吃可以防治动脉硬化、冠心病，益于健康长寿。

（二）养生食谱

1.陈皮佛手薏米粥

【原料】佛手 10 克，陈皮 10 克，云茯苓 30 克，薏米 60 克，大米 100 克，冰糖适量。

【制作】把薏米、大米洗净，将浸泡好的陈皮、云苓、佛手入净布包起，共煮粥。待熟后加入冰糖，拌匀即可食用。

【功效】补气和中，化痰祛湿。

【用法】早晚温服。

2.薏米赤豆茯苓粥

【原料】茯苓 30 克，薏米 100 克，赤小豆 50 克，粳米 100 克，白糖少许。

【制作】将赤小豆、茯苓、薏米洗净；粳米淘洗干净。赤小豆浸泡半天。将赤小豆、薏米、粳米与茯苓一起入锅（茯苓用净布包起来），加适量水，用大火煮沸，再用小火煮至赤小豆酥烂，加白糖少许稍煮即成。

【功效】化浊利湿，清热消痰。

【用法】早晚温服。

3.山药冬瓜汤

【原料】山药 50 克，冬瓜 150 克。

【制作】将山药、冬瓜放至锅中，慢火煲 30 分钟，调味后即可饮用。

【功效】健脾，益气，利湿。

【用法】早晚温服。

4.赤豆鲤鱼汤

【原料】活鲤鱼（约 800 克）1 条，赤小豆 50 克，陈皮 10 克，料酒、生姜、葱段、胡椒、精盐适量。

【制作】活鲤鱼去鳞、鳃、内脏；将陈皮和适量料酒、生姜、葱段、胡椒、精盐填入鱼腹。将赤小豆用水煮沸后，放入制备好的鲤鱼，一同煮熟即成。

【功效】健脾除湿化痰。用于痰湿体质，症见疲乏、食欲不振、腹胀腹泻、胸闷眩晕者。

【用法】每日 1 条，分早晚 2 次食用。

5.三豆泥鳅汤

【原料】泥鳅 500 克，红豆 30 克，黑豆 30 克，赤小豆 15 克，绍酒 10 克，炮姜 10 克，生姜 5 片，精盐适量。

【制作】将泥鳅放入清水内，吐净泥土，宰杀，去鳃及内脏，洗净；红豆、黑豆、赤小豆洗净备用。将炒锅置武火上烧热，加入素油，将泥鳅放入锅中煎至七分熟后盛起备用。将煎过的泥鳅与红豆、黑豆、赤小豆、炮姜、生姜一同放入砂锅，加入适量清水，大火烧沸，小火熬煮 2 小时，放入绍酒，调入适量精盐即成。

【功效】健脾益肾，祛湿消肿。

【用法】佐餐食用。

6.芡实莲子薏米汤

【原料】排骨 500 克，芡实 30 克，莲子 20 克，薏米 30 克，陈皮 5 克，姜 1 块，精盐适量。

【制作】芡实、莲子、薏米放在清水里浸泡清洗；排骨剁成小块，水开之后，焯一下。把排骨、芡实、莲子、薏米、陈皮和姜全倒进砂锅里，用大火煮开后，改用小火炖 2 个小时，加入精盐调味即成。

【功效】健脾除湿，化痰和中。

【用法】佐餐食用。

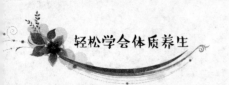

7.玉蝶花茶

【原料】玉兰花30克，玉蝴蝶10克。

【制作】早春采花，晾干，用纱布包，开水冲泡即可。

【功效】益肺，去头风，明目祛痰。

【用法】代茶饮。

8.粳米车前萝卜粥

【原料】粳米100克，车前草叶100克，白萝卜100克，大葱20克，精盐3克，香油10克。

【制作】车前草叶清水洗净，切碎；白萝卜洗净切成丝；葱洗净切成段。将粳米淘洗净，直接放入锅内，注入适量清水，置于武火上煮；煮沸后，改用文火，待米熟透时，放入车前草叶、葱段、精盐，再煮5分钟左右，放入萝卜丝，用勺子搅匀，撒香油调味即成。

【功效】清热解毒，除湿祛痰，利尿。

【用法】早晚温服。注意：萝卜不宜与人参、西洋参同食。

9.茯苓贝糕

【原料】茯苓粉50克，绿豆粉200克，川贝母粉30克，蜂蜜50克，鸡蛋2个，新鲜荷叶（或是干荷叶浸湿）1张。

【制作】将茯苓粉、绿豆粉、川贝母粉调匀，放入蜂蜜和鸡蛋，再倒入100克水，调成膏状，用荷叶包好，上笼屉武火蒸20分钟至熟即可。

【功效】祛痰湿，补脾气，润肺，清胃。特别适合湿困脾胃，症见厌食、痰多之人。

【用法】切成小块即可食用，口感松软香甜。

10.清蒸鲤鱼

【原料】鲤鱼1条，葱、姜、蒜各30克，料酒25克，精盐少许。

【制作】鱼去鳞，开膛取出内脏，挖去两鳃洗净，每隔2.5厘米先直剖（1.5厘米深）再斜剖（2.5厘米深）成刀花。然后提起鱼尾使刀口张开，将精盐撒入刀口稍腌，再在鱼的周身及刀口处均匀地撒上葱、姜、蒜末，加清汤及料酒，旺火蒸15分钟即可。

【功效】祛痰湿，健脾胃。

【用法】佐餐食用。

11.滑子菇养生二陈汤

【原料】橘红、生甘草各 10 克，茯苓 30 克，新
鲜或水发滑子菇 100 克，芡粉、生姜、葱白、香菜各 15 克，精盐和香油少许。

【制作】将橘红、生甘草及茯苓先用冷水浸泡 1 小时，放入生姜、葱煮 30
分钟后，放入滑子菇煮 10 分钟，再投入香菜、精盐，滴入几滴香油调味即成。

【功效】燥湿化痰，理气和中。

【用法】佐餐食用。注意：本方因其性燥，故对阴虚肺燥及咯血者忌用。

12.参苓山药粥

【原料】人参 10 克，杏仁 15 克，山药、茯苓、薏米各 30 克，白糖少许。

【制作】将上述各料冷水浸泡 4 小时，豆浆机打碎磨汁，烧开煮沸后放入
少许白糖即可。

【功效】健脾祛湿，除痰通痹。

【用法】早餐温服。注意：糖尿病者禁放糖。

13.祛痰利湿八宝粥

【原料】竹茹 10 克，川贝母 10 克，茯苓 10 克，糯米 100 克，冬瓜子 30 克，
薏米 20 克，白果 10 克，大枣 6 枚。

【制作】竹茹、冬瓜子用纱布包后与上述其他药物放入冷水，浸泡 2 小时，
大火煮开后，放入糯米，文火煮 40 分钟左右即可。

【功效】理气化痰，清胆和胃，健脾利湿。

【用法】去掉纱布包后，每日分 2 次食用。

14.竹茹赤豆鲤鱼汤

【原料】鲤鱼（500 克左右）1 条，赤小豆 30 克，竹茹 10 克，大葱 250 克，
料酒 25 克，精盐、胡椒少许。

【制作】竹茹用纱布包后与赤小豆、鲤鱼加水、葱、料酒煮汤，至鱼烂熟
后，加胡椒、精盐调味即成。

【功效】补脾健胃。

【用法】佐餐食用。

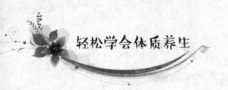
)四、运动养生 »»

快走、散步、慢跑、球类、武术、八段锦、五禽戏、太极拳，以及各种舞蹈都适合痰湿质的人进行锻炼。下面介绍一下最简便的运动方式——走。

"以步代车走，活到九十九"，生命在于运动，运动要靠双脚。"经常走一走，活到九十九"，这是因为人在走路时，由于脚部肌肉的收缩、松弛能迫使血管的扩张与收缩运动，加速血液的新陈代谢，使全身各个脏腑器官得到濡养，从而可达到强身健体、延年益寿的目的。痰湿体质的人最好佩戴计步器，有意识地增加走路时间。

【温馨提示】

（1）晨练不提倡"闻鸡起舞"。清晨空气的湿度高，有的人三四点钟即爬起来锻炼，然后再回去睡个"回笼觉"，这样不但易感受湿邪，还会使生物钟紊乱，导致疲劳、早衰。

（2）气温过低时不宜锻炼，尤其是老人和体弱者，体温调节能力差，易感寒湿之邪。

（3）阴雨天和浓雾天气也不适合痰湿者进行运动。

（4）晨练前不宜吃早餐，但应饮水，促进排便，以便排除体内聚积的毒素，起到"内洗涤"的作用。饮水时一般喝一杯250毫升左右的凉开水或温水。喝水速度要稍缓慢，以不感到胃胀为宜。饮后10分钟左右即可参加晨练。

)五、情志养生 »»

痰湿质的人性格偏温和、稳重，多善于忍耐，反应迟钝，做事迟缓。可以选择读书吟诵、养花赏花调节情志，如玉兰花、杜鹃花和丁香、茉莉等花卉中所含的芳樟醇、芳樟酯和苯甲酸等香味能使人嗅之神清气爽，产生难以名状的轻

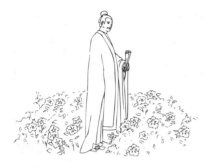

松愉悦之感。桂花花形虽小，但香气浓郁，浓香四溢，沁人心脾，助人消忧愁、除烦闷。水仙、荷花香气淡雅，清雅高洁，缓缓袭人，使人心神安宁，温情绵绵。菊花与薄荷，香气清淡，使人如释重负，精神放松，思维清晰。

痰湿体质的人适合欣赏一些古典音乐。许多古典音乐源于对自然界的模仿，能表达出鸟的鸣叫、水的流淌、雷的轰鸣、风的怒吼。让人对自然界的各种景色，产生无限的遐想，获得精神上的愉悦；既能使人心境平和，又能使人产生心灵上的震撼，对人的情绪起着很好的调节作用。

六、中药调养

1.常用中药饮片

豆蔻、草果、砂仁、厚朴、苍术、佩兰、桔梗、前胡、茯苓、泽泻、竹茹、陈皮等。

茯苓：为寄生在松树根上的菌类植物，有利水渗湿、健脾、化痰、宁心安神的功效。茯苓药性平和，利水而不伤正气，为利水渗湿要药。相传成吉思汗在中原作战时，小雨连绵不断地下了好几个月，大部分将士水土不服，染上了风湿病，成吉思汗十分着急。后来，几个士兵因偶尔服食了茯苓，风湿病得以痊愈。听说此事后，成吉思汗大喜，急忙派人到盛产茯苓的地区运来大批茯苓给将士们吃，将士们吃后风湿病好了起来。成吉思汗最后打赢了仗，

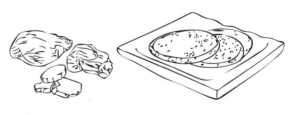

茯苓治疗风湿病的神奇功效也被广为传诵。

桔梗：为桔梗科植物桔梗的根。味苦、辛，性平，归肺经。以根肥大、色白、质实、味苦者为佳。桔梗含糖量较高，还含较丰富的维生素 B_1、维生素 C 以及多种桔梗皂甙、远志皂甙、前胡皂甙等。具有祛痰排脓、降低胆固醇水

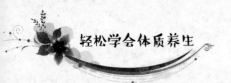

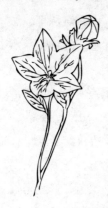

平、增加胆酸的分泌等功效。此外，还有解热、镇痛、抗炎、镇静等作用。桔梗升中有降，具有宣肺祛痰、下气利咽的功能，可作为咳嗽痰多、咽喉肿痛、失音、肺痈吐脓、小便癃闭等病证的辅助食疗。

桔梗可与治疗各种痰多咳嗽的食物一起烹饪，如苏叶、杏仁、薄荷等；咽喉肿痛时可与利咽的牛蒡子同用。桔梗还可腌制成酱菜，口味鲜美。但桔梗量大时能刺激胃黏膜，故胃及十二指肠溃疡者慎用。

2.常用中成药

桂枝茯苓汤、参苓白术散、五苓散、化痰除湿汤、二陈汤等。

【温馨提示】

无论是中药饮片或中成药，均需在医生的指导下使用。

七、经络腧穴养生 ▶▶

1.推拿按摩

第一步：一指禅推法。双手拇指沉着缓慢地以一指禅推法出中脘开始，缓缓向下移至气海、关元，往返6遍。

第二步：摩腹。按逆时针方向摩腹部，可健脾和胃。

第三步：腹部运揉法。两手相合，在腹部做运揉100次，可调和气血、健脾益胃、祛瘀行滞。

第四步：揉天枢。以中指或食指揉天枢穴100次，此穴在腹中部，旁开脐中2寸处。可和中理气、健脾化湿。

第五步：斜擦两胁，以两胁微热为度。

第六步：揉脾胃俞。以中指或食指按揉脾俞、胃俞、肾俞、大肠俞、长强，每穴100次。可健脾化痰、温肾壮阳。

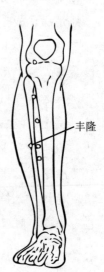

丰隆

第七步：揉丰隆。以拇指或食指按揉厉兑、隐白、丰隆等穴各100次。可健脾化痰散结。

第八步：通任运胃法。两手相合，用拇指从膻中开始，沿任脉向下推，在腹部关元穴处分向两侧，沿胃经循行部位上拉回膻中穴处，做72次。

第九步：提捻法。在脐部、下腹部从左侧向右侧提捻、捏法，反复对脂肪较为集中的部位施术。提捻同时，也可将腹部脂肪较集中的部位用双手提捏住。

第十步：穴位点揉法。以双手拇指做前腹部的穴位点揉，具体穴位包括中脘、子宫、滑肉门、天枢、大横、关元，每穴位点揉2分钟。

2.刮痧

背部刮痧对祛湿除痰有较好的效果。受术者取俯卧位；术者沿背脊上至颈骨、下至尾骨，以及沿胸胁两肋，用刮痧板蘸香油刮拭。力度以均匀适中，能渗透到皮下，刮拭后出痧为度。刮痧可增强机体卫外功能，使气血津液输布正常。

3.耳穴调平

耳穴取肺、脾、三焦。主要针对脾虚不能运化水湿、聚而生痰者，通过健脾除湿、化痰通络，使体内痰湿浊脂得以消除。

扫码听书

湿热质

　　湿热质宜清热利湿，健脾化湿，疏肝利胆；以饮食调理、调养心神为主。

　　湿热质的养生关键是要分清湿重还是热重。湿重者以化湿为主；热重者以清热除湿为主。此外，因热往往依附湿而存在，所以应注意起居环境的改善和饮食调理；不宜暴饮暴食、酗酒，少吃肥腻食品、甜味品，以保持良好的消化功能。避免水湿内停或湿从外入，对预防湿热也很重要。

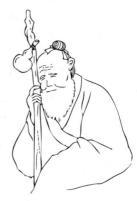

一、起居养生 ▷ ▷ ▷

　　湿热体质者对阴暗潮湿的环境难适应，所以居住环境宜干燥，通风。避免在阴暗潮湿的环境中长期工作；多在阳光充足的时候进行户外活动；夏季不可长时间待在空调房间。另外，必须力戒烟酒，因嗜烟好酒可以积热生湿，是导致湿热体质的重要成因。

1.睡眠

　　湿热体质者睡眠有两种倾向，湿邪偏重者嗜睡，热邪偏重者因湿热扰神，往往影响睡眠。因此睡眠时应注意几点。

　　（1）睡眠最好根据季节变换选择不同的卧向。按照"春夏养阳，秋冬养阴"选择卧位东西向，即春夏头朝东，秋冬头朝西。

　　（2）不要睡在穿堂风的过道，也不要露宿于外，不要让电风扇直吹。

　　（3）嗜睡者应减少睡眠时间，保持情绪的平稳。

　　（4）应避免熬夜、过于劳累，保持充足而有规律的睡眠。

　　（5）睡前半小时不宜思考问题、看书、看过于紧张的电视，避免服用兴奋饮料（如咖啡、浓茶等），不吸烟。

　　（6）每日进行适当的体力活动（如散步、做体操等），避免紧张的脑力活动。

　　（7）每天应保证8小时左右的睡眠时间。另外，要坚持午睡，以保持充足的睡眠和体力。

2.二便

　　湿热体质者小便短赤，可吃些绿豆粥或西瓜皮番茄鸡蛋汤，或喝菊花茶、竹叶茶，不宜暴饮暴食。大便黏滞不爽者，可吃些薏米或泥鳅等以清热除湿。

　　湿热体质者容易便秘，可多食菠菜、豆腐、魔芋等清肠的食物，以保持大便通畅，减少代谢物毒素的重吸收。

3.服饰

　　湿热体质者应穿着棉、丝、麻等透气散湿的天然纤维质地的衣服，有助于肌肤散湿、散热。款式应宽松，以利于气血的运行。

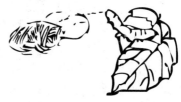

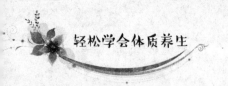

二、季节养生 ▷▷▷

1.春季养生

春回大地，天气变暖，人体血管和毛孔日渐扩张，皮肤的血流量大大增加，供给大脑的血流量就相对减少；加之昼长夜短，人体新陈代谢加强，耗氧量加大，脑供氧量就更显不足，从而使人体感到困倦欲睡，全身疲乏无力，即通常人们说的"春困"。

"春困"是人体正常生理机能对外界环境变化的反应。最好的办法就是顺从人体的自然变化规律，遵守春季的养生法则。宜早卧早起，保证一定的睡眠时间，从而有助于消除疲劳，缓解"春困"带来的不良心情。选择轻柔舒缓的活动项目，或打太极拳，或慢跑，或练八段锦，活动关节，舒展筋骨，促进血液循环，改善机体利用氧气的功能。春季阳气生发，辛甘之品有助于春阳，唐代医家孙思邈认为："春七十二日，省酸增甘，以养脾气。"湿热体质者春季应适当多吃些荠菜、空心菜、百合、白萝卜、梨等食物；不宜进食生冷黏腻等助湿生痰、妨碍阳气升发的食物，以及动物脂肪、糯米甜点心、水分多且性寒凉的水果蔬菜。多听轻快的音乐，常外出踏青、凭栏远眺，以调畅心情。

2.夏季养生

夏季暑湿季节是湿热体质者保养的重要季节。盛夏暑湿较重，应减少户外活动的时间。夏季天气炎热，应注意养脾除湿、疏肝利胆；尽量少食辛辣油腻食物；多吃些绿豆、黄瓜、芹菜、藕等清热利湿的食物；避免过度进食冰糕、冰镇饮料；冰镇啤酒宜少饮、慢饮；可喝些姜茶，能起到养脾阳而除湿的作用。

另外，夏季还要勤洗澡，保持皮肤清洁，使汗液排出通畅；夏季尤其不可贪凉，如长时间直吹风扇，空调温度过低；宜洗热水澡；要趁着早晚气温稍低时，将门窗打开通风换气，避免室内空气缺氧、污浊。另外，刮痧有很好的除湿热作用，夏天刮痧、平衡拔罐对湿热体质的改善作用明显，可达到事半功倍之效。

3.秋季养生

秋高气爽，是湿热体质者进行运动养生的好季节。秋气肃杀且燥，适宜养阴润燥；此时肺旺肝弱，饮食宜减辛增酸，以养肝气。但就湿热体质者身体内环境而

言，脾虚而不得化湿、阴虚生内热是产生湿热的
因素。因此，在清热除湿的同时还要注意健脾滋
阴，使体内湿热得以运化，身体适应能力增强。

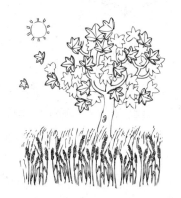

《饮膳正要》说："秋气燥宜食麻以润其燥，
禁寒饮。"除芝麻外，还可吃些生津润燥的蔬菜
和水果，如梨、菠菜、荸荠、柑橘等。少吃寒凉
食物或生食大量瓜果。实际上立秋后很长一段时
间，气温还是较高，空气湿度也较大。在这样的气候条件下，湿热体质者调理脾胃
应该侧重于清热、利湿、健脾，多吃些茯苓饼、山药等，多食小米粥或冬瓜汤等以
润肠通便，使体内的湿热之邪随大小便排出，促进脾胃功能的恢复。

> 🔊 【温馨提示】
>
> 　　不要盲目进补"贴秋膘"，以免助湿增热，加重湿热。秋季
> 锻炼身体的时候，还要防止运动过度，避免大汗淋漓，以免伤阴
> 助热。

4.冬季养生

冬季严寒干燥，人体阳气潜藏，故冬季养生应早睡晚起，保证充足的睡眠。
湿热体质者冬季不宜过度进补，可适当吃些滋阴的食物，如鸭肉等。《日用本
草》说："鸭能滋五脏之阴。"也可吃些白菜、红小豆、薏米等，以健脾祛湿。

三、膳食养生

（一）饮食宜忌

相传，明太祖朱元璋为了谋害其手下大将徐达，就趁他患有"发背"之时，
命太监送去一只老肥鹅。徐达心里明白，这是太祖要我的性命，但圣命难违，
只好将鹅全部吃下，不久就病情恶化身亡了。

"发背"是指发于背脊部的一种疔疮，相当于西医学的急性蜂窝织炎。中
医学认为，此病多由湿热火毒蕴积、气血瘀滞而成。老鹅乃肥腻之品，易生痰
湿。明代医家李时珍认为："鹅，气味俱厚，发风发疮。"故徐达吃鹅后，体内

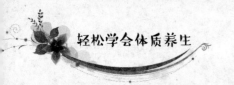

痰湿郁而化热动火，使火毒之邪更加旺盛，并四处扩散，以致形成"疔毒走黄"，病情恶化而死。

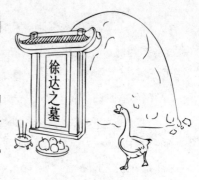

故事的真实性暂且不提，但是从上述传说，可以看出古人对不同体质者饮食宜忌有了一定的认识，并且已经发现湿热体质者进补热性滋补食物的害处。因此，掌握食物宜忌对湿热质养生也是至关重要的。

1.忌食食物

湿热质的人要少食性热、生湿、肥甘厚腻的食物，如辣椒、菠萝、橘子、芒果、山楂、柿子、石榴、猪肉、羊肉、狗肉、鹅肉、鹿肉、牛肉、燕窝、银耳、甲鱼、海参、鳝鱼、韭菜、生姜、芫荽、饴糖、胡椒、花椒、蜂蜜、核桃、大葱、大蒜、韭菜、海鲜鱼类、海虾、荔枝、榴莲、番石榴、桃子、椰子、桂圆、栗子、核桃仁等，以及火锅、烹炸、烧烤等。

另外，不可暴饮暴食，尤其不可多饮高糖饮料，戒除烟酒。

2.宜食食物

湿热质之人饮食应以清淡为主，宜食能祛湿的甘寒、甘平食物。

（1）谷物类：大麦、蚕豆、小米、绿豆、赤小豆、扁豆、玉米、荞麦、莲子、茯苓、薏米。

（2）蔬菜类：丝瓜、冬瓜、黄瓜、苦瓜、葫芦、白菜、卷心菜、芹菜、莴苣、茭白、竹笋、绿豆芽、生菜、西红柿、茄子、油菜、竹笋、苋菜、空心菜、藕、海带、紫菜、金针菜、荸荠、木耳、荠菜、豆角、萝卜。

（3）肉类：鸭肉、鲫鱼、鸭蛋、泥鳅、鲤鱼、螃蟹、田螺。

（4）水果类：大枣、山楂、梨、香蕉、苹果、圣女果、柚子、柑橘、柿子、柠檬、菠萝、芒果、山竹、奇异果、西瓜、香瓜、无花果、猕猴桃、杨桃、葫芦。

另外，还可以喝些乌梅汤、金银花茶、菊花茶、绿茶，也可以吃些龟苓膏等。

绿豆：绿豆甘、寒，无毒，入心、胃经。是我国传统的豆类食物，具有粮食、蔬菜、医药多种用途，故有"食中佳品，济世良谷"之称。绿豆能清热祛暑、解毒利水，是湿热体质的天然良药。

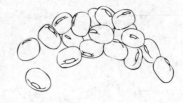

绿豆中含有球蛋白和多糖，能促进体内胆固醇在肝脏分解成胆酸，加速胆汁中胆盐分泌和降低小肠对胆固醇的吸收，从而降低血脂，减轻或预防动脉硬化、冠心病。另外，绿豆含有丰富的胰蛋白酶抑制剂，减少蛋白分解，减少氮质血症，从而保护肺脏和肾脏。肝肾功能正常，则可以发挥肝主疏泄、肾主水的功能，使水湿无法停聚于体内，减轻湿热的聚结，有助于改善湿热体质。

【温馨提示】

由于绿豆具有解毒功效，因此无论服用中药或西药时，绿豆应少食，或与药物间隔至少半小时。另外，寒凉体质的人，即有四肢手足冰凉、腹胀腹泻、便溏等症状者不宜常吃。

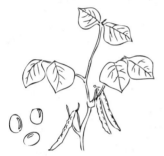

赤小豆：俗称"红豆""赤豆""红小豆""小豆""红饭豆"。性平，味甘、酸。赤小豆是利湿的佳品，具有清热除湿、健脾利水、清肿解毒、预防便秘等功效。《本草纲目》曰："赤小豆，其性下行，久服则降令太过，津液渗泄，所以令肌瘦身重也。"

赤小豆含有丰富的维生素 E、维生素 A、B 族维生素、粗纤维、蛋白质及钾、镁、磷、锌等，具有降血压、降血脂的作用，可以做成赤小豆薏米粥、赤小豆冬瓜粥，或和陈皮煮食，或和鲫鱼煮汤，都有祛湿热之功效。

【温馨提示】

赤小豆能通利水道，故尿多之人忌食。

另外，赤小豆与相思子二者均有"红豆"之别名。相思子上端朱红色，下端黑色，学名鸡母珠，有剧毒。过去曾有误把相思子当作赤小豆服用而引起中毒甚至死亡的个案，千万不可混淆。

薏米：即薏苡仁，其性凉、微寒，味甘、淡，有利水消肿、健脾渗湿、舒

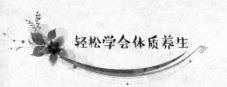

筋除痹、清热排脓之功，为常用的利水渗湿保健食品。

李时珍在《本草纲目》中记载：（薏米）"健脾益胃，补肺清热，祛风胜湿，养颜驻容，轻身延年。"薏米主要成分为蛋白质、维生素 B_1、维生素 B_2 和微量元素，能增强人体免疫力，促进体内血液和水分的新陈代谢，抗肿瘤（尤以脾虚湿盛的消化道肿瘤及痰热夹湿的肺癌更为适宜），降血糖。因其利尿、消水肿等作用，也被当作减肥节食食品。常食薏米可以保持人体皮肤光泽细腻，能治疗褐斑、雀斑，使斑点消失并滋润肌肤。薏米对肌肉酸重，关节疼痛，水肿，脚气，白带增多，脾虚泄泻，小便不利，脱屑，痤疮，皲裂，皮肤粗糙，扁平疣等都有良好疗效。

（二）养生食谱

1.金银绿豆汤

【原料】绿豆 100 克，金银花 50 克。

【制作】将绿豆洗净，放入约 1500 毫升冷水中，武火煮开后改用中火继续煮 10 分钟，再放入金银花大火煮 15 分钟即可。

【功效】清热祛湿，解毒。

【用法】放凉即可饮用，每日分多次饮用。

2.小米茯苓薏米粥

【原料】茯苓 30 克，薏米 15 克，白扁豆 15 克，小米 50 克。

【制作】将茯苓、薏米、白扁豆洗净，放入锅中加 2000 毫升冷水浸泡 4 小时，武火煮开后放入小米，改中火煮 20 分钟即可。

【功效】健脾补气，和中益肾，除热解毒，利水湿。

【用法】可作为主食食用。

3.红绿双豆藕

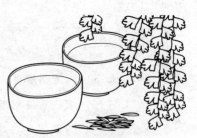

【原料】粗壮藕 1 节，绿豆 50 克，赤小豆 50 克，冰糖 30 克。

【制作】藕去皮，冲洗干净备用。赤小豆、绿豆用清水浸泡后取出，冰糖打碎后与豆拌匀，共同装入藕孔内，放入锅中，加清水炖至熟透即可。

【功效】清热解毒，利湿止渴。

【用法】切片进食，冷热均可。

4.茵陈茯苓茶

【原料】茵陈 10 克，茯苓 30 克。

【制作】将茵陈和茯苓洗净用 1000 毫升水浸泡 1 小时，大火烧开后中小火煮 20 分钟即可。

【功效】利胆祛湿，健脾。

【用法】每日分 2 次饮。

5.翠衣竹笋鲫鱼汤

【原料】鲫鱼（约 500 克)1 条，鲜竹笋 500 克，西瓜皮 500 克,·生姜、葱、精盐各适量。

【制作】竹笋削去老皮，横切片；鲫鱼去鳃、内脏，不去鳞；西瓜皮、生姜洗净。把全部材料放入开水锅内，武火煮沸后，文火煲 1.5 小时，加精盐调味即可。

【功效】祛湿降浊，健脾利水。

【用法】隔日 1 次，对于身重困倦、小便短少、高血压者是养生之品。

6．四仁赤扁豆粥

【原料】薏米 20 克，赤小豆 20 克，绿豆 20 克，冬瓜仁 15 克，白扁豆 15 克，苦杏仁 6 克，白蔻仁 5 克，粳米 100 克。

【制作】上述各种材料洗净，加适量水煮粥。

【功效】健脾补气，除热解毒，利水湿。

【用法】可作为主食食用。

7．二陈茶

【原料】茵陈 10 克，陈皮 10 克，冬瓜皮 20 克。

【制作】三药用清水浸泡 10 分钟，煎汁约 150 毫升，冲入冰糖少许，以微甜为宜。

【功效】清热利胆，祛湿健脾。

【用法】每日代茶饮。

8.薏米苓赤小豆粥

【原料】茯苓、薏米、赤小豆各 30 克，糯米 60 克。

【制作】诸药洗净后同置锅内，加水煮至薏米、赤小豆熟烂即可。

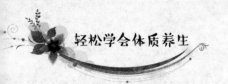

【功效】化湿祛痰。

【用法】顿服，每日1剂，连服数剂。适用于痰湿所致眩晕耳鸣、恶心欲吐、胸闷不适、心悸多寐等症。

9.冬瓜薏米粥

【原料】冬瓜仁30克，冬瓜100克，薏米30克，粳米100克。

【制作】冬瓜仁水煎取汁，再与粳米、薏米及冬瓜同煮稀粥即成。

【功效】健脾燥湿化痰。

【用法】佐餐温服。

10.羊肉木瓜粥

【原料】羊肉300克，豌豆50克，糯米100克，木瓜10克，白糖10克，草果半枚，肉蔻半枚，精盐适量。

【制作】羊肉洗净切块，豌豆捣去皮，草果、木瓜及肉蔻用纱布包好，同煮至羊肉八成熟后，再放入糯米、白糖、精盐少许调味，煮至米熟即可。

【功效】补脾益肾，祛湿。

【用法】每日1剂，早晚代餐食用。有腰膝疼痛、脚气病的人可连续食用1～2周。

11.苍耳子茶

【原料】苍耳子12克，辛夷、白芷各6克，薄荷5克，金银花10克，茶叶2克。

【制作】上药共研细末，开水冲泡。

【功效】清利头目。

【用法】代茶饮，日1剂。

12.玫瑰酒酿饼

【原料】面粉500克，甜酒酿250克，干玫瑰花6克，蜂蜜适量。

【制作】面粉铺开，拌上酒酿、蜂蜜和揉碎的玫瑰花，加温水少许，快速揉成面团，醒30分钟，揉好后做成饼，烙至黄酥即可。

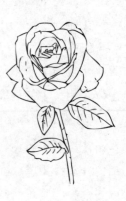

【功效】通经络，祛风湿。

【用法】作为主食。

四、运动养生 ▶▷▷

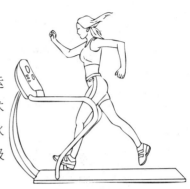

湿热体质者适合做强度大、运动量大的运动，如中长跑、游泳、爬山、各种球类、武术等，可以消耗体内多余的热量，排泄多余的水分，达到清热除湿的目的。此外，还可选择太极拳、五禽戏、八段锦、气功、导引等坚持锻炼。

平时可以做保养肝脏的功法：抬右臂时吸气，抬臂至头顶后开始向左侧弯腰，同时呼气，到最大限度；然后进行左臂操作。抬手臂时，手心向下，抬臂过程中翻转手心，手臂抬到头部时吸气完毕，开始缓缓呼气，弯腰，呼气随弯腰到最大限度，越慢越好。应注意循序渐进，不要拉伤。该功法可以帮助克服烦躁的心情，有助于肝发挥主疏泄的功能，改善湿热体质。

> 🔊【温馨提示】
>
> （1）湿热质的人在盛夏暑湿较重的季节，要尽量减少户外活动的时间。湿热体质的人不适合在高温环境下运动，要选择凉爽的时段锻炼，即可以选择清晨或晚间进行适量运动，这样有利于排出湿热。
>
> （2）要注意运动适度，不要过于劳累，必须要保证充足的睡眠和体力；运动后满头大汗时不能立即洗澡。

五、情志养生 ▶▷▷

湿热质的人性情较急躁，外向好动，常常心烦易怒，甚者发生猝死。因此湿热质的人应该学会控制自己的情绪，学会制怒。尽量少生气，正确对待喜与忧、苦与乐、顺与逆，保持稳定的心态。合理安排自己的工作、学习，培养广泛的兴趣爱好。学会释放不良情绪，通过自我排遣或向别人倾诉，改变心境。

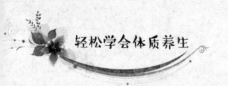

湿热质的人可多欣赏优美音乐，也可以诵读优美的散文与诗歌。除此之外，闲暇之时，种植花草，随身携带香囊，如藿香、佩兰、白芷、迷迭香、菊花、郁金香等，可以使心情舒畅。

六、中药调养

1.常用中药饮片

湿热体质可用的中药很多，如泽泻、茵陈、白鲜皮、黄芩、荷叶、白扁豆、冬瓜皮、龙胆草等。

泽泻：性寒，味甘、微苦，归肾、膀胱经。能利水、渗湿、泄热，用于水湿内停之尿少、水肿、泻痢及湿热淋浊等，或阴虚火旺证。治胃内水停常配白术；治尿道涩痛、小便不利常配木通、茯苓。

茵陈：性微寒，味辛、苦。能清湿热、退黄疸，用于黄疸尿少、湿疮瘙痒、传染性黄疸型肝炎等。春季采集鲜嫩之品，可以做汤，或蒸食，或做水饺馅食用。

车前子：性寒，味甘，入肺、肝、肾经。能利水祛湿、祛风解毒、清肝明目、清肺化痰，用于黄疸尿赤、小便不通、淋浊、带下、尿血、暑湿泻痢、咳嗽多痰、湿痹、目赤翳障、黄水疮、湿疹等。凡内伤劳倦、阳气下陷、肾虚精滑及内无湿热者，慎服。

2.常用中成药

能够清热祛湿的方剂很多，如茵陈蒿汤、白头翁汤、栀子柏皮汤、葛根黄芩黄连汤、麻黄连翘赤小豆汤、二妙散、达原饮、甘露消毒丹、三仁汤、黄芩滑石汤、薏苡竹叶散、宣痹汤、八正散、五苓散、六一散、平胃散、藿香正气散等。

湿热质的人平时无明显症状可选用食疗、药茶，不必服药。需要调理时要注意，湿与热有时并不是并重的，如果是湿重，就要以化湿为主，可选用六一散或三仁汤、平胃散等；若热重则以清热为主，可选用连朴饮、茵陈蒿汤或葛根芩连汤；若有湿疹或疔疮，应加野菊花、紫花地丁、苦参、白鲜皮等；若关节肿痛，加桂枝、忍冬藤、桑枝等；腹泻甚至痢疾加白头翁、地榆、车前子等；阴囊湿疹、睾丸胀痛、白带黄臭加龙胆草、苦参；血尿加小蓟草、茅根、石韦等。

🔊【温馨提示】

无论是中药饮片或中成药，均需在医生的指导下使用。

七、经络腧穴养生

1. 推拿按摩

第一步：拿上肢。以拇指和其余四指相对捏拿对侧上肢的内、外侧，自上而下，左右交替，各10遍。对脂肪丰满之处可施用重手法，与此同时对重要部位的穴位进行点按操作。

第二步：揉曲池100次，可清热除湿。

第三步：推擦胸胁。两手手掌放平，掌面横向推擦胸胁两侧，左右手同时于左右侧进行，以透热为度。

第四步：摩腹法。可将两手掌重叠放置，以掌面顺时针方向旋摩腹部，自上腹至脐至小腹，约3分钟。

第五步：擦腰。两手以掌面自胸胁部向后腰部推擦，自上而下，两侧同时进行，以透热为度。

第六步：捶腰。以两手半握拳捶击两侧腰骶部，自上而下，反复15遍。

第七步：拿下肢。两手掌相对，捏拿下肢内、外侧，自上而下，左右交替，各15遍。

第八步：拿脾经。首先应针对足太阴脾经的循行路线，用拇指点按太白、三阴交、地机、足三里、丰隆等穴位各2分钟。沿着脾经按摩，以皮肤透热为度。最后点按天枢、关元、气海、脾俞、胃俞各2分钟。

第九步：揉三阴交100次，可调和肝肾、健脾利湿。

第十步：拍下肢。自上而下沿下肢内、外侧虚掌拍打7遍。

2.刮痧与刺络拔罐

湿热质刮痧常用部位为督脉和脊柱两侧的膀胱经。如果湿热较重，可在肺俞、膈俞、脾俞等部位，用三棱针刺络放血拔罐。刺络拔罐疗法是运用皮肤针或三棱针等叩刺或点刺患处，再在局部拔上火罐，以防治疾病的一种方法，是

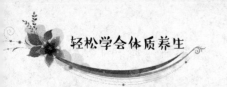

刺络法和拔罐法相结合而成的。该法有调整脏腑经络的作用，可鼓舞人体的正气，也有助于体内湿热邪气的排出。

3.走罐

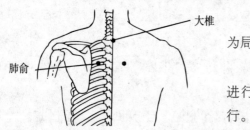

走罐是拔罐的一种方法，又称为推罐疗法，与刮痧疗法原理相似，是以罐作工具，在罐口及病变部位涂以适量润滑剂，借热力排去其中空气，产生负压，使之吸着于皮肤；然后，用手推动罐在病变部位来回滑动，从而使皮肤产生潮红或瘀血现象，以防治疾病的一种方法。

第一步：术前准备

（1）95%的酒精、打火机、止血钳、棉花团、玻璃罐、凡士林等。

（2）拔罐时先在所拔部位的皮肤或罐口上，涂上一层凡士林等润滑油，再将罐吸拔住。然后医者用右手握住罐底，稍倾斜，在罐口后半边着力，前半边略提起，循着上、下、左、右方向推移，或以顺、逆时针走向推动。

第二步：选择手法：按部位一般分为局部走罐和循经走罐两种。

（1）局部走罐：以病变部位为中心，进行较小范围的上、下、左、右旋转推行。

（2）循经走罐：湿热质人可沿膀胱经和督脉做上下往返移动较大范围的循经走罐保健。

【温馨提示】

走罐疗法宜选用口径较大的罐子，罐口要求圆、厚、平滑，最好使用玻璃罐。

血瘀质

　　血瘀质养生的总原则为活血化瘀。气虚血瘀型体质者还应补益元气。气滞血瘀型体质者应注意疏肝理气、调气化瘀，"气滞则血瘀，气行则血畅"，还应注意保持良好的精神状态。津液不足者可养阴以活血。寒凝血瘀型体质者应注意保暖，谨记"血遇寒则凝，得温则行"。热毒血瘀者要注意清泻内火。可参考气虚体质、气郁体质、阴虚体质、阳虚体质等相关章节。

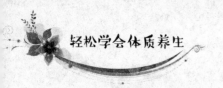

一、起居养生

1.睡眠

血瘀体质者睡眠时间宜有规律。按时就寝，不要熬夜，保证足够的睡眠，平均以每天 8 小时左右为宜。坚持午睡，保持充足的体力。

（1）睡前沐浴：良好的洗浴习惯可以有效地预防和改善瘀血，促进睡眠。首先在 39～41℃的温水里泡 15 分钟，按摩面部、双足心，解除疲乏。然后出浴缸，洗 5 分钟左右的淋浴。在浴缸中，最好不要泡超过 20 分钟，时间过长有可能会造成脱水。

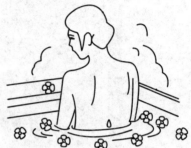

（2）睡前适当饮水：沐浴后如果感到口渴，可适当喝白开水。此外，晚餐不要怕夜间多尿而不敢饮水。饮水量不足可使夜间血液黏稠。

（3）在睡前半小时应使情绪平稳，心思宁静，摒弃一切杂念。

（4）早晨醒来的第一件事不是仓促穿衣，而是仰卧 5～10 分钟，进行四肢、心前区和头部的自我按摩，做深呼吸、打哈欠、伸懒腰、活动四肢，然后慢慢坐起，穿衣下床。起床后及时喝 1 杯开水，以稀释血液。

2.二便

血瘀质的人容易出现大便不爽或便秘，所以日常应注意保证大小便畅通。平时宜多饮水，每天摄水量不低于 2000 毫升。由于体内的水分通过呼吸、皮肤蒸发和大小便排出，如不及时补充水分，可使血液中水分减少，导致血黏度增高，血行缓慢，促进或加重血瘀形成。

3.服饰

血瘀体质者要注意衣着宽松，以使气机条畅、血液运行通畅。还应注意保暖，切不可因追求时尚而虐待自己的身体。

此外，血瘀质者居室以坐北朝南为最佳，要温暖舒适，避免寒冷；不可在阴暗、潮湿、寒冷的环境中长期工作和生活。养成良好的生活习惯，看电视时间不要太久，注意动静结合。多在阳光充足的时候进行户外活动，可随身佩戴计步器；不可贪图安逸，以免加重气血郁滞。建议定期进行身体检查，最好每隔半年至 1 年做一次体检，包括防癌刮片等，以便及早发现疾病，早期治疗。

二、季节养生

血瘀体质者能耐受夏季的炎热，但不耐受冬天的寒冷，故重在"春夏养阳"。"四立、二至、二分"，即立春、立夏、立秋、立冬、冬至、夏至、春分、秋分这八个重要的节气要注意养护。

1.春季养生

大地回春、自然界万物复苏之时，应该做到晚睡早起，在春光中伸展四肢，呼吸新鲜空气，以舒展阳气，顺应春阳萌生的自然规律。血瘀质者春季养生注意以下几点。

（1）**养阳敛阴，防风御寒**：春季养生当注重养阳气，养肝胆之气。《素问·四气调神大论》要求："夜卧早起，广步于庭，被发缓形。"即春季可适当晚睡早起，进行一些室外活动，衣服保持宽松舒适，披散头发，尽量舒缓身体，在没有任何压抑束缚的情况下，促进阳气的生发。

春季养阳敛阴一定要调护肝气，保持心情舒畅。恬淡的情绪能够使人体气机畅通，气血运行和缓。另外，还要学会适度忍耐，避免急躁易怒的情绪。正如《素问·四气调神大论》中所言"生而勿杀，予而勿夺，赏而勿罚"，"以使志生"。即要促进生而不扼杀，要付出而不索取，要多奖赏而少惩罚，以促使意志生发，即是应春气的情志养生之道。春天要特别注意防风御寒，根据初春天气乍寒乍暖、一日三变的特点，衣服不可突然减少。根据"春捂秋冻"的原则，一定要随气温的变化增减衣服，以适应春季气候多变的规律，避开"虚邪贼风"的侵袭。居室应经常开窗通风，保持室内的空气新鲜和阳光充足，以防寒凝血滞。

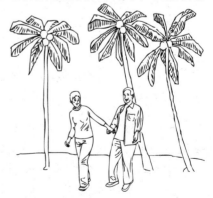

（2）**调节饮食，预防春困**：春天新陈代谢旺盛，应以健脾扶阳为食养原则。具有

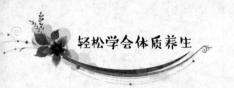

温热特性的食物可以助阳,春季可适当多吃,但不可进食大温大热的补品。饮食宜清淡可口,忌油腻生冷。应适当选择具有温热性质的谷类、水果、蔬菜食用。色青、味酸的食物与春季相应,可养肝胆之气,食之可助长春生之气,但血瘀体质者不宜过多食用酸涩食品,以免加重瘀血程度。春天风和日丽,很多人却感到困倦不愿运动。春天犯困不是因为睡眠不足,而是因春天气候转暖,皮肤血管舒张,皮肤末梢血液供应增多,供应大脑的血液就相对减少,大脑供氧不足,因而会感到困倦乏力。在春天,人的皮肤舒展,循环系统活动增强,皮脂腺和汗腺分泌增多,这时正是血瘀体质者调养的好季节。如果因"春困"而减少运动,就会使血液循环更加瘀滞,错过校正偏颇体质的最佳时机。那么,怎样减轻与预防春困呢?一要保证睡眠,克服消极懒惰的情绪;二要适当增加营养。研究证明,缺乏 B 族维生素与饮食过量是引发春困的重要原因,故宜多吃含 B 族维生素丰富的食品,吃饭不宜太饱。

(3)积极锻炼,保健防病:春季应多进行户外活动,舒展筋骨,陶冶心境,呼吸自然界的新鲜空气,吐故纳新,但不可过于疲劳。适当的锻炼可以加速新陈代谢,提高适应气候变化、抵抗疾病的能力。切忌久坐不动、久视不移、久睡不起,因为这不仅有碍于肝胆之气的条畅,而且亦容易加重瘀血程度。春天是气候交替的过渡季节,天气乍寒乍暖,一些与血瘀有关的旧病宿疾容易复发,如中风、心肌梗死等,应特别注意从衣食住行各方面进行调摄预防。

2.夏季养生

(1)《黄帝内经》认为,人在夏令时节,要做到"无厌于日",即顺应夏季日出较早、日落较晚的特性,卧迟起早。午餐后应适当休息,以恢复体力。睡眠时不宜吹风扇,更不宜睡在有穿堂风的地方及露天空旷之处。如夜晚在空调房中就寝,应将空调温度调至 28℃以上。在夏天,办公室中的冷气过强也是造成血瘀体质的原因之一。长时间待在开着空调的房间内,很容易伤害身体,尤其是颈部、腰部。因此,在空调房内上衣不宜穿得过短,领口不宜过大,一定要覆盖至颈部、腰部。如果脚和膝关节有疾患的人,则应穿长裤。空调房间的室温不宜过低,一般宜保持在 25～26℃。血瘀体质者在酷暑天气不要在烈日下久留,也不可过于贪凉,以免加重气血凝滞;可以尝试"冬病夏治"。

（2）心理调适：夏季要保持神清气和、精神饱满的状态，对外界事物要保持浓厚的兴趣。暑热季节，人的情绪烦躁易怒，故要学会宁静心神，"心静自然凉"是调养心神的不二法则。

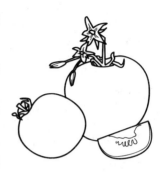

（3）夏季饮食一般应以温养为宜，应多食赤色和苦味食物，赤色可以助阳气、养心气，苦味可以清热。但食用任何食物都应适可而止，过量反而会损伤人体。在夏季，人体消化功能较弱，宜食用清淡、易消化食物，不可暴饮暴食。血瘀体质者可适当摄食西瓜、黄瓜、西红柿、草莓、绿豆汤来解渴消暑，切不可贪食冷饮，加重瘀血。夏季人排汗较多，要及时补充水分。炎热的环境最适合各种细菌、病毒的生长，因此要选用新鲜的食物，并做好保鲜、防腐的工作，食物存放的时间也不宜过长。凡变质、过期的食物，坚决不能食用。

（4）夏季要在清晨或傍晚较凉爽时进行适度的户外活动，多排汗液，不仅可以调节体液代谢，排除体内毒素，"使气得泄"，还可以调节机体阴阳平衡。多接受阳光，享受"日光浴"，可以维持机体阳气的旺盛。有条件的话，最好能到山区森林、海滨地区疗养，不仅能消暑避夏，还能陶冶身心，有益于身心健康。夏季最好的体

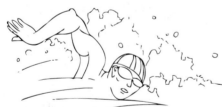

育锻炼莫过于游泳，能有效地提高心血管系统功能，改善血瘀体质，尤其对中老年人非常有益，但一定不要在冷水中游泳。健身球能调和气血、舒筋健骨，且运动量小，适合于夏天选择。剧烈运动后口渴、出汗过多时，可适当喝些盐开水，以补充电解质。运动后千万不可用冷水冲凉，使邪闭于内；最好洗个热水澡，既可消除疲劳，又使人感到舒畅。

3.秋季养生

秋季应养阴气、养肺气、防秋燥。日常起居应遵循"早卧早起，与鸡俱兴"的原则，既要早一点睡觉，又要早一点起床。日常活动不可过度劳累，以防损伤阳气；不可泄汗过多，以防损伤阴液。血瘀体质者，不可"秋冻"，血遇寒则凝，更易形成瘀血。因此，从进入深秋时起就要注意保暖，适时添加衣物。

秋季，草木由盛转枯，万物由荣而衰，呈现一片肃杀、萧索的景象。秋季与

肺脏相通应，肺在志为忧，内外相应，容易让人产生忧郁、消沉的情绪。因此，工作、学习场所要照明充分，或者多接受充足的阳光。在情绪低落时学会转移注意力，可以适度地运动，用肌肉的紧张消除精神上的紧张。有条件的话，最好去游山玩水，"仁者乐山，智者乐水"，体会大自然在秋季展现出的另一种魅力。

秋季宜食用辛味、色白的食物来养阴润燥，调养肺脏气机。因津液不足而致瘀血者更应注意秋季的调养。乳制品、甘蔗、香蕉、燕窝、菠菜、动物肺脏、豆浆、饴糖、蜂蜜等都是公认的润燥佳品。银耳、雪梨、莲藕不仅能润燥，亦是色白的食物，用它们加粳米、糯米或玉米煮粥，具有很好的滋阴、润燥、润肺的效果。

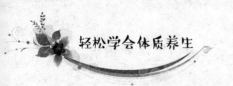

秋季也应适当加强室外活动，但运动量不宜过大，以防大汗而伤阴。

4.冬季养生

冬季应该滋养人体阴精，保养阳气。肾应于冬，主藏人体之元阴、元阳，故要以保护肾气为根本。在寒冷的冬天，一定要晚上早睡，待太阳升起之后再起床。

冬季谨避寒邪，注意保暖，外出应当多穿衣服；但不能捂得出汗。血瘀体质者在寒冷的冬季，不可因追求时尚而衣着轻薄；要戴帽子和手套，围围巾，所穿鞋袜也要保暖舒适。因为四肢末端分布着大量的毛细血管，受寒容易出现血管痉挛，加重瘀血。还可经常进行手足按摩，产生热量的同时，也能促进血液循环。晚上临睡前，用热水浴足，不仅可以缓解疲劳、增加睡意，也是护养阳气的重要做法。

冬天居室门窗不应紧闭，要适当开窗通风。冬季气候干燥，加之使用暖气容易造成脱水等症状，因此要适当加大饮水量。冬季节制性生活是保肾藏精的一个重要方面。冬季天气寒冷，为心血管疾病高发的季节，寒凝血瘀者更要加强防护。

冬季应尽量控制自己的精神情志活动，藏神于内而不外露，要保持精神的静谧、安宁，少私寡欲。冬季可适当多晒太阳，进行体育锻炼，以防止情绪抑郁、精神懒散和昏昏欲睡等现象发生。

肾应冬时之气，饮食应当注意养肾。味咸、色黑的食物入肾，如黑豆、黑芝麻、黑米等可以滋阴补肾，应注意搭配食用。血瘀体质者可在冬季食用狗肉、羊肉、牛肉等热量较高的肉类；多食用干姜、胡椒、核桃、山药、枸杞子、红薯等具有温热性质的食物。冬季可以经常食用白萝卜，其顺气消食、散瘀解毒的功效非常有益于健康。另外，热粥在冬天会有特别的效果，大部分温热类的食物都可以用来煮粥。粥品补养脾胃，温热类的食物温补肾阳；肾为先天之本，脾胃为后天之本，先天后天同时进补，一箭双雕，特别适用于因寒凝血脉而瘀血内生的人群。

冬季锻炼可在居室内进行，但要注意保持室内的通风换气，运动量不宜过大，可借助室内健身器械或做操等进行锻炼。可以选择在暖和的天气进行户外运动。

总之，血瘀体质的四季养生，要掌握"血得温则行，得寒则凝"的原则。

三、膳食养生

（一）饮食宜忌

1.忌食食物

（1）要避免食用生冷、寒凉之品，或酸涩的食物，如乌梅、苦瓜、柿子、李子、石榴等亦应禁食，以免涩血成瘀。

（2）不吃油炸食品及高脂肪、高胆固醇、高糖的食物，如蛋黄、虾、猪头肉、奶酪等，以免血黏度增高，加重血瘀的程度。

（3）不吃甘薯、芋头、蚕豆等容易胀气的食物及各种酱菜、腌制品等过咸的食物。

2.宜食食物

（1）谷物豆类：粳米、玉米、黑米、黄豆、黑豆、糙米、荞麦、芝麻。

（2）蔬菜类：卷心菜、油菜、韭菜、花椰菜、菠菜、大蒜、茄子、芦笋、甜椒、番茄、豆芽、豆腐、萝卜、胡萝卜、牛蒡、白薯、马铃薯、洋葱、番木瓜。

（3）水果类：桃、苹果、橘子、山楂、柚子、杏、提子、橄榄、菠萝、金橘、樱桃、肉桂、芒果、橙子。

（4）干果类：大枣、银杏、花生、核桃、桃仁。

（5）菌藻类：裙带菜、香菇、黑木耳、海带、平菇、紫菜。

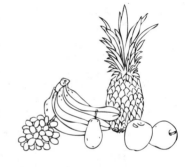

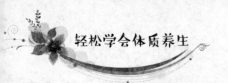
（6）花及茶类：红花、玫瑰花、桃花、绿茶。

（7）肉蛋类：牛肉、瘦猪肉、鸡蛋、狗肉、羊肉。

（8）水产类：乌贼鱼、章鱼、海蜇皮、鳕鱼、螃蟹、海参、贝类、蚶肉。

（9）调味品类：血瘀体质者应多吃甘平或甘温及有活血通脉作用的食物，烹调时也可加辛温之品调味，如生姜、花椒、小茴香、醋、橄榄油、白酒、红葡萄酒、黄酒、茴香、蜂蜜、蜂花粉、蜂胶蜜、红糖、紫苏等。

3.饮品宜忌

血瘀体质者可以少量、经常地饮酒，能够促进血液循环。可以一次饮用大约150毫升的红葡萄酒，或者70毫升的白酒。但是，过量酗酒对身体有害。

补充充足的水分有利于血液循环。一个标准体重的人，每天应该补充大约2000毫升的饮用水。多摄入水分的同时，又能较多地排出水分，这样不仅能够使血流顺畅，更能及时将体内的垃圾排出。早晨起床后和晚上洗澡前各喝1杯水，更利于血瘀体质者的健康。

（二）养生食谱

1.红牛祛瘀汤

【原料】新鲜牛蹄筋500克，当归15克，丹参20克，红花10克，山药50克，生姜、葱白、黄酒、味精、精盐适量。

【制作】将牛蹄筋切成段状，将当归、丹参、红花入纱布袋，连同山药、生姜、葱白、味精、精盐及黄酒放入锅中，加冷水2000毫升。武火烧开后，改文火煮3小时左右，待牛蹄筋熟烂后挑出药袋、葱、姜即可食用。

【功效】活血化瘀通脉。

【用法】日常佐餐食用。吃牛蹄筋、山药，喝汤。

2.益母草荷包蛋

【原料】益母草30克，鸡蛋2个，红糖适量。

【制作】将洗干净的益母草加水煮20分钟，倒出药液，加入适量红糖，复煮片刻，打入鸡蛋，煮3分钟左右即可食用。

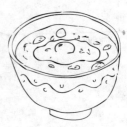

【功效】活血调经，养血益气。适用于气滞血瘀之月经不调、崩漏、产后恶露不绝或不下等。

【用法】吃蛋饮汤。

3.三七当归炖乌鸡

【原料】乌鸡1只，三七5克，当归15克，葱、姜、料酒、精盐各适量。

【制作】将三七、当归洗净，清水浸泡1小时。将净膛后的乌鸡冲洗干净，剁成长方形小块装入带盖容器。姜切片，葱切成大段。将三七、当归、葱、姜均匀地码放在乌鸡上，加入适量料酒、少许精盐，倒入浸泡三七与当归的水，水刚好没过乌鸡，盖上容器盖。上笼隔水蒸，大火蒸2个小时左右即可起锅。出笼后，拣去葱、姜，调入味精即可食用。

【功效】活血散瘀定痛，益气养血和营。

【用法】吃肉饮汤，佐餐适量食用。注意：孕妇忌服。

4.白萝卜烧墨斗鱼

【原料】白萝卜、墨斗鱼、葱、姜、精盐、味精、高汤、淀粉。

【制作】白萝卜切成菱形块，用温油略炸一下；墨斗鱼洗净，用沸水焯一下。锅内放少许底油，先放葱末、姜末，再下入白萝卜、墨斗鱼和适量高汤一起烧3分钟，精盐、味精调味后勾芡即可。

【功效】由于白萝卜又名"莱菔"，味甘性凉，有消腻去脂、化痰、宽中下气等功效。它还含有胆碱物质，能降低血脂、血压，非常利于血瘀体质者。

【用法】佐餐食用。

5.山楂内金粥

【原料】山楂片15克，鸡内金1个，粳米50克。

【制作】鸡内金洗净，在37℃烘箱中烘干，研磨成末。将生山楂片与粳米同煮至烂后，将鸡内金末倒入煮沸的粥中立即熄火，略等片刻即可食用。

【功效】行结气、化瘀血，可用于治疗癥瘕、痰饮、痞满等病。注意：鸡内金必须洗净、烘干、研磨成末；山楂必须是生品，才能有化瘀功效，勿用焦山楂。

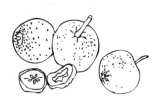

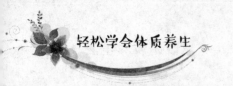

【用法】随餐代粥食用。

6.丹红黄豆汁

【原料】丹参 100 克，红花 50 克，黄豆 100 克，黄酒、蜂蜜、红糖各适量。

【制作】将丹参、红花用冷水浸泡 1 小时，加入清水 500 毫升，用中火烧沸，再用小火煎半个小时，滤出煎汁。再加入清水 500 毫升，如此反复煎 2 次，将每次所煎的药汁滤除干净合并。将黄豆用冷水浸泡 6 小时，捞出用榨汁机搅碎，加入所煎药汁过滤成丹红豆汁，旺火烧沸，加入少量黄酒、蜂蜜、红糖即成。

【功效】活血化瘀、疏肝健脾，可用于治疗瘀血阻络型脂肪肝。

【用法】每日早、晚餐后 1 小时服用。冷热饮均可。

7.桃仁红花丝瓜煲粥

【原料】桃仁 15 克，红花 5 克，丝瓜 250 克，五花肉 100 克。

【制作】五花肉切成玉米粒大小，将桃仁捣烂成泥，红花用净布包，与葱、姜、精盐同放入锅内大火烧开，转文火煮 30 分钟后，加入切成滚刀块的丝瓜，煮 10 分钟即可。

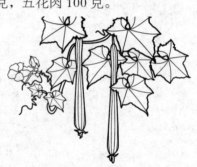

【功效】活血通经，祛瘀止痛。

【用法】早晚温服。

8.花生粥

【原料】花生 50 克，粳米 100 克，红糖少许。

【制作】将花生洗净，连衣皮捣碎，加入粳米，同煮为粥，将熟时加入红糖少许，即可食用。

【功效】益气活血。适用于气虚血瘀者。

【用法】当早餐，可长期食用。

9.桃花粥

【原料】干桃花 12 克，粳米 100 克，红糖 30 克。

【制作】将米淘洗干净，三者同入锅中，用文火边煮边搅拌，至熟烂时即可食用。

【功效】通经活络，养血养颜。

【用法】每日 1 剂，佐餐食用。

10.通经茶

【原料】红花 10 克，玫瑰花 20 克。

【制作】将红花和玫瑰花放入杯中，用沸水冲泡。

【功效】疏肝理气，活血散瘀。

【用法】代茶频饮。

11.香附川芎茶

【原料】香附 120 克，川芎 60 克。

【制作】香附、川芎共研末，密封保存。

【功效】活血行气止痛。

【用法】每次取 10 克，用玫瑰花茶冲服，每日 2 次。

12.红花山楂酒

【原料】红花 15 克，生山楂片 30 克，益母草 50 克，黄酒 250 毫升。

【制作】将红花、山楂、益母草洗净，泡入装黄酒的容器中，封口，每天摇动 3～5 次，1 周后滤取药酒汁即可饮用。

【功效】活血行瘀。适用于瘀血阻滞之月经量少，色紫黑，有血块；或少腹痛而拒按，血块排出后痛减等症。

【用法】每日 2 次，每次 15 毫升。

13.月季花茶

【原料】夏秋季节采半开放的鲜月季花 30 克，以紫红色、半开放、不散瓣、气味清香的花蕾为佳。

【制作】开水冲泡。

【功效】活血化瘀。适用于月经不调，经来腹痛，跌打损伤，筋骨疼痛，血瘀肿痛。

【用法】每日 1 次，代茶饮。

14.八味茶

【原料】金银花 15 克，菊花 10 克，红花 5 克，淡竹叶 5 克，枸杞子 5 克，山楂 5 克，绿萼梅 5 克，决明子 5 克。

【制作】开水浸泡。

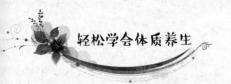

【功效】理气活血，通经降脂。

【用法】每日1剂，代茶饮用。

15.丹参去痛酒

【原料】丹参30克，延胡索30克，牛膝15克，红花15克，川芎20克，郁金15克，白酒500毫升。

【制作】将上述诸药泡入装白酒的容器中，加盖密封约半个月。每隔3天摇酒瓶1次，每次约摇3分钟。

【功效】活血散瘀，行气调经。

【用法】行经前2天开始服用，至经血干净时停服。日服3次，每次15毫升。

16.玫瑰桃仁当归酒

【原料】新鲜玫瑰花250克，桃仁100克，当归100克，白酒1000毫升。

【制作】将玫瑰花与桃仁、当归、白酒同置于容器中，密封浸泡30日即可饮用。

【功效】活血通络，润肤祛斑。

【用法】每日早晚各1次，每次服用15～30毫升。同时将少许酒倒入掌中，两手掌对擦，待手掌热后，涂抹按摩面部患处，可用于瘀血所致的面部晦暗、黑斑、黄褐斑等。注意：妊娠期、哺乳期妇女及阴虚血热者忌服。

四、运动养生 ▶▷

气血贵在流通，血瘀体质者气血运行不畅，在日常生活中应注意动静结合，不可贪图安逸，加重气血郁滞。通过运动，能够使全身经络、气血通畅，五脏六腑调和，实现改善体质的目的。因此，应多选用一些通利气血、舒筋活络、促进气血运行的运动项目。

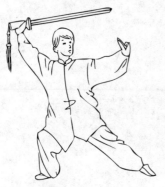

一般而言，年轻人运动量可相对大一些，如跑步、登山、游泳、乒乓球等。女性可以尝试学习瑜伽，可以消除骨盆内的瘀血，对改善月经不调和卵巢功能低下效果明显。中老年人不宜做高强度的体育锻炼，以轻度运动、微微出汗为宜，如太极拳、太极剑、五禽戏、易筋经、保健功、导引、散步、徒手健身操等。

> 🔊 【温馨提示】
>
> 运动的注意事项。
>
> （1）选择适当的运动方式。心血管功能较弱者，不宜做强度大、负荷重的体育锻炼。
>
> （2）注意穿戴宽松、舒适、透气的衣服和鞋袜；上坡时要减慢速度；饭后不做剧烈运动。
>
> （3）根据个人能力，定期检查身体和修正运动方案，避免过度训练。
>
> （4）运动时如发现下列症状，应停止运动，及时就医：上半身不适（包括胸、臂、颈或下颌，表现为酸痛、烧灼感、紧缩感或胀痛），无力，气短，骨关节不适（关节痛或背痛）。
>
> （5）每次锻炼前做准备活动（或称热身）；锻炼过程中感觉到累就要稍休息片刻；结束时要做整理运动，使高度活跃的心血管系统逐步恢复到安静状态。

五、情志养生

瘀血的重要原因之一是七情不调，血瘀体质者容易心情抑郁急躁。因此，学习心理调整对血瘀体质者是非常重要的。

1.遇事心平气和

经常提醒自己遇事要心平气和、增加耐性。理性地克服情感上的冲动，做到"发之于情""止之于理"，防止恼怒，让自己恬淡超然。

2.宽以待人

宽恕别人不仅能给自己带来平静和安宁，而且能赢得友谊，保持人际间的融洽。学会与人交往，主动沟通，有困难应主动寻求他人和社会的帮助。合理安排自己的学习、工作，提高学习和工作的热情。尽量不要让压力积压在心里，可以通过自我排遣或与人倾诉，及时释放不良情绪。

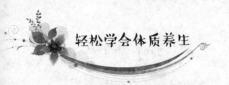

3.遇事想得开、放得下

树立科学的人生观、正确的名利观，培养积极乐观的心态来面对生活，热爱生活，知足常乐。过于精细、求全责备常常会产生精神压力，对金钱、名誉、地位以及疾病都要坦然、淡化，任何事都要用积极的态度去思考。

4.掌握自我调节的方法

（1）自我放松训练：通过呼吸放松、意念放松、身体放松或气功、太极拳等活动，增强自身康复能力。

（2）平时可多听一些曲调舒缓、轻柔、抒情的音乐来调节情绪，如《春之圆舞曲》《彩云追月》等。可以尝试一些节奏较慢的舞蹈。喜欢的话，可以诵读一些优美的散文与诗歌。

【心灵鸡汤】

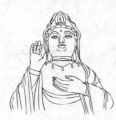

　　唐代著名禅师石头希迁，即"石头和尚"，91岁时无疾而终。希迁禅师曾为世人开列10味奇药。

　　药方：好肚肠一条，慈悲心一片，温柔半两，道理三分，信行要紧，中直一块，孝顺十分，老实一个，阴骘全用，方便不拘多少。

服用方法：此药用宽心锅内炒，不要焦，不要躁，去火性三分，于平等盆内研碎，三思为末，六波罗密为丸，如菩提子大，每日进三服，不拘时候，用和气汤送下。果能依此服之，无病不瘥。切忌言清行浊，利己损人，暗中箭，肚中毒，笑里刀，两头蛇，平地起风波。以上七件，速须戒之。

　　功效：此前十味，若能全用，可以致上福上寿，成佛作祖。若用其四五味者，亦可灭罪延年，消灾免患。各方俱不用，后悔无所补，虽扁鹊卢医，所谓病在膏肓，亦难疗矣；纵祷天地，祝神明，悉徒然哉。况此方不误主雇，不费药金，不劳煎煮，何不服之？偈曰：此方绝妙合天机，不用卢师扁鹊医，普劝善男并信女，急须对治莫狐疑。

　　这可谓是调畅情志的灵药，值得借鉴。

六、中药调养

常用于活血化瘀的中草药具有偏寒或偏热的性质，在治疗上应当注意选择。

1.常用中药饮片

血瘀偏寒者适合用药性偏热的三七、川芎、当归、红花、赤芍、桃仁、山楂等。血瘀偏热者适合用药性偏寒的生地、茜草、丹参、益母草等。

瘀血较甚者可根据寒热属性的不同，加乳香、没药；瘀血日久、正气不足者可加党参、黄芪；气滞血瘀者加理气药，如柴胡、枳壳；妇女因血瘀而致月经不调者，多用丹参、红花、桃仁、益母草、鸡血藤等。

三七：又名田七，明代著名的药学家李时珍称其为"金不换"。三七是中药材中的一颗明珠，清朝药学著作《本草纲目拾遗》中记载："人参补气第一，三七补血第一，味同而功亦等，故人并称曰人参三七，为药品中之最珍贵者。"扬名中外的中成药"云南白药"即以三七为主要原料制成。三七可扩张血管、降低血压、改善微循环、增加血流量，预防和治疗心脑组织缺血、缺氧症；可促进新陈代谢；又能双向调节中枢神经，提高脑力，增强学习和记忆能力；增强机体免疫功能，抗肿瘤；止血、活血化瘀；保肝、抗炎；延缓衰老；双向调节血糖，降低血脂、胆固醇，防止动脉硬化。三七是非常适合血瘀质人养生的一味中药。

2.常用中成药

主要有桂枝茯苓丸、血府逐瘀胶囊、大黄䗪虫丸等。

桂枝茯苓丸：可活血化瘀、散结消癥，是妇科良药。凡妇人经、胎、产之疾属瘀血阻滞胞宫者，皆可用本方祛瘀散结。常用于妇女月经不调、闭经、痛经、子宫内膜炎、附件炎、子宫肌瘤、卵巢囊肿等属瘀血阻滞者。应用本方的要点是：妇人小腹宿有包块，腹痛拒按，或月经血色晦暗而有血块，舌质紫暗，脉沉涩。

血府逐瘀胶囊：可活血祛瘀，行气止痛。主要适用于瘀血内阻所致的神经血管性头痛、神经衰弱、失眠多梦、心悸怔忡、脑外伤后遗症、脑血管病、脑动脉硬化、眩晕、麻痹震颤等，以及心血管系统病症，如冠心病、心绞痛、风湿性心脏病、血栓性静脉炎等。还适用于妇产科疾病，如原发性痛经、流产

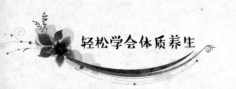

后腰痛或出血、产后身痛、月经失调、子宫肌瘤等。

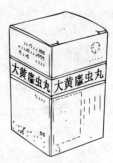

大黄䗪虫丸：适用于阴虚而津液不足、内有"干血"者，通过养阴凉血来消除瘀血。现代研究认为，大黄䗪虫丸可以改善血液的理化性质，防止血栓形成。

血瘀体质者如有胸中憋闷、心绞痛，还可常服丹参滴丸等不良反应少的活血化瘀药物。

【温馨提示】

无论是中药饮片或中成药，均需在医生的指导下使用。

七、经络腧穴养生

（一）推拿按摩

血瘀体质者通过保健按摩可促进血液循环，使经络畅通，达到缓解疼痛、稳定情绪、改善睡眠、增强人体功能、增加食欲的作用；并通过整体调节，促进人体的各种器官相互协调，使阴阳得以平衡。

1.常用腧穴

血海、太冲、三阴交、足三里、气海、关元、中脘、合谷、膈俞、心俞、肝俞、脾俞、肾俞等。可以针刺、艾灸、点压、按揉。其中血海、三阴交对血瘀体质者调整经络气血运行，使瘀滞得以消散有重要的作用。

（1）**血海**：血海是生血和活血化瘀的要穴。在大腿内侧，髌底内侧端上2寸，当股四头肌内侧头的隆起处，屈膝取穴。位置很好找，用掌心盖住膝盖骨（右掌按左膝，左掌按右膝），五指朝上，手掌自然张开，大拇指端下面便是此穴。

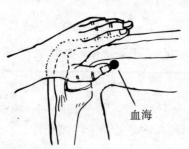

血海

（2）**三阴交**：在小腿内侧，当足内踝尖上3寸，胫骨内侧缘后方，正坐屈膝成直角取穴。有人提出可按时间揉按三阴交，对女性有独特的保健作用。

时间	按揉方法	调补脏器名称	功能
下午5~7点	用力按揉双侧三阴交穴各15分钟，坚持两三个月	肝、肾	保养子宫和卵巢；调月经；改善性冷淡；去皱，祛斑，祛痘
晚上9~11点		—	调治肌肤过敏，调理月经，荨麻疹，湿疹
中午11~13点		—	将身体内的湿气、浊气、毒素等水湿浊毒运化出去，有助于调节过高或过低的血压至正常值

2.自我按摩操

第一步：拿捏颈项。用拇指和食指将颈项部的肌肤捏而提起，从颈部拿到肩部，反复操作6～10遍。

第二步：拿上肢。以拇指和其余四指相对捏拿对侧上肢的内、外侧，自上而下，左右交替，各10遍。对脂肪丰满之处可施用重手法，与此同时对重要部位的穴位进行点按操作。

第三步：拨麻筋。用食、中两指拨动上臂的麻筋，使手下出现窜麻的感觉。再用食指在小海穴（在肘内侧，当尺骨鹰嘴与肱骨内上髁之间的凹陷处）反复拨动，使小拇指出现窜麻的感觉。

第四步：推擦胸胁。两手手掌放平，掌面横向推擦胸胁两侧，左右手同时于左右侧进行10遍。

第五步：摩腹法。可将两手掌重叠放置，以掌面顺时针方向旋摩腹部，自上腹至脐至小腹，约3分钟。

第六步：擦腰。两手以指掌面自胸胁部向后腰部推擦，自上而下，两侧同时进行，反复10遍。

第七步：捶腰。以两手虚掌捶击两侧腰骶部，自上而下，反复15遍。

第八步：揉血海、三阴交、阳陵泉、风市各100次。可疏风通络，通调气血。

第九步：拿下肢。两手掌相对，捏拿下肢内、外侧，自上而下，左右交替，各15遍。再自上而下沿下肢内、外侧虚掌拍打7遍。

第十步：逐个捻摇跖趾关节，可疏通经络、

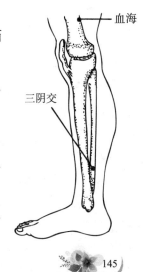

血海

三阴交

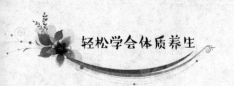
调畅气血。

（二）足疗

选穴：涌泉穴（位于足底部，足跖屈时足底前部凹陷处，或足底前 1/3 处）、公孙穴、太溪穴、颈椎反射区、肾上腺反射区、肺反射区、心反射区、大脑反射区、胸反射区、生殖腺反射区、腰椎反射区。

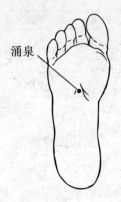

涌泉

气郁质

气郁质养生原则为疏肝理气，补益肝血，行气解郁，开胸散结。其关键在于疏肝、养肝、理气。

肝指挥全身的气畅通无阻、无拘无束，即肝主"疏泄条达"。肝亦主藏血，肝脏一定要有阴血来滋润，才能疏泄收放自如，发挥调畅气机的功能。"气为血之帅"，因为气滞或气不行则血也就不容易运行。所以说，气郁体质时间久了可转化为血瘀质。

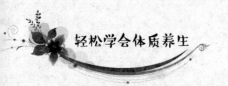
一、起居养生

1.睡眠

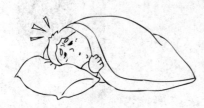

气郁体质者容易困倦乏力或失眠，可加重抑郁。因此，调整好睡眠对气郁体质者极为重要。居室应保持安静，禁止喧哗，光线宜暗，避免强烈光线刺激。室内温度宜适中。注意劳逸结合，保证充足的睡眠时间。

2.二便

气郁体质者因为气行不畅，大便多不爽或泄利。应该注意日常饮食，多食易消化的食物，杜绝暴饮暴食，应当每日按时排便，使机体形成排便反射。

3.服饰

（1）衣料的选择：要选择具有一定保暖性而又柔软透气吸汗的衣料，如纯棉、丝绸面料最适宜做内衣，不会伤害皮肤，不会引起皮肤瘙痒，感觉舒适，使心情愉快。

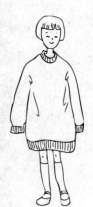

（2）色泽的选择：可根据年龄和肤色来进行挑选，红、橙、黄是暖色，使人感觉热烈、明快，适合于气郁体质者；绿、蓝、紫为冷色，应尽量避免选择。尤其不应穿晦暗的颜色，那样会使心情更加压抑，不利于气机舒畅。

（3）款式的选择：较寒冷时选择风衣、夹克衫等既御寒又宽松舒适的衣服。平时尽量穿休闲运动装，行动方便，与大自然和谐相处，使人心身彻底放松。

总之质地轻柔、色彩鲜艳、宽松的衣服是气郁体质者的首选。

二、季节养生

气郁体质耐春夏不耐秋冬，秋冬季节应注意避风寒，注意保暖，不宜受寒。四季保养以春季为主，在春季舒展形体，放松自己的情绪。多注意情感上的疏导，使肝气条达，疏泄有权。可采用移情易性、情志相胜的方法，要充分重视精神调节。

1.春季养生

春季冰雪消融，万物苏醒，生机盎然，阳气升发，人体内的阳气亦顺应自然，向外、向上舒发。春天是气郁体质者保养的最佳季节。

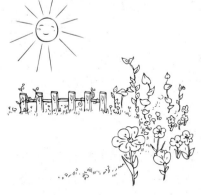

冬春之交对人的精神活动影响很大，故春天应注意情志养生，保持乐观开朗的情绪，以使肝气顺达、心胸开阔、情绪乐观。身体要放松，舒坦自然，充满生机。但如果调摄不当，升发太过，往往会激发急躁情绪，出现易于发怒的情况，而导致"怒则气上"的病理表现。所以，春季养生应尽量保护肝的疏泄功能，所谓"生而勿杀，予而勿夺，赏而勿罚"。可以在阳光普照、春风和煦的日子里，到室外散步，游山玩水，与大自然融为一体。绿色有益于人的健康，我国民间素有"树木花草栽庭院，空气新鲜人舒展"的说法。

春季是肝旺之时，人体新陈代谢开始旺盛，此时养肝可避免暑天出现阴虚。春属木，与肝相应，"养肝之体用酸，舒肝之气用辛"。饮食宜选用辛、甘、微温之品。多吃富含蛋白质、微量元素、B族维生素的食物，如瘦肉、豆制品、蛋类、胡萝卜、菜花、大白菜、柿子椒、菠菜等。此外，还应避免吃油腻生冷黏硬之物，以免伤胃损阳。也可选择一些柔肝养肝、疏肝理气的草药进行调养，如枸杞子、郁金、丹参等。

入春以后要适应阳气升发的特点，加强运动锻炼，多选择户外运动，如跑步、打拳、做操、散步、打球、放风筝，让机体吐故纳新，使筋骨得到舒展。同时还应注意保暖，由冬季转入初春，乍暖还寒，气温变化又大，而此时人体肌表疏松，对外界的抵抗能力减弱，容易受外邪侵袭致病。

2.夏季养生

随着气温一天天升高，不少人的心情也莫名其妙地烦躁起来，经常为了芝麻大的小事就与人大动肝火，事后自己也后悔不迭。这是因为夏季的高温容易引发焦躁情绪，尤其是气郁之人，更容易伤肝动火。所以，夏季一定要梳理自己的情绪，不要过于激动，更不要发怒急躁。要保持恬静的心理状态，同时要多饮用疏肝理气的

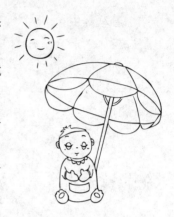

保健茶，以清热降火。保持心情舒畅，不急不躁，抑怒降火，以达到"心静自然凉"的效果，防止"内火"自生。古代养生家倡导的"调息静心，常如兆雪在心"就是这个意思。

夏季还易生阴湿，更加有碍气机的条达。气郁之人应注意忌生冷油腻、肥甘腻补之品，过食则损胃伤脾，影响食物的消化吸收，有碍气机通畅。应该食用清心养肺的食物，以及具有解暑功能的食物，如绿豆、西瓜、黄瓜、丝瓜、苦瓜、冬瓜等。可饮玫瑰花茶，还可选用一些芳香的药物，以化湿理气，如藿香、佩兰、荷叶、香薷、西瓜翠衣、竹叶等。气郁之人睡眠大多不好，夏季高温，更加难以入眠。适时的午睡可以作为一种补偿，但午睡时间最好在1个小时左右，不要过长。

气郁之人因其气机不畅，大便多不爽，而夏季是肠道传染病的高发季节，更应注意饮水、饮食卫生，严把"病从口入"关。不吃不干净、腐败变质及霉变的食品，熟食或隔夜食物一定要加热熟透后再吃，以防食物中毒。注意餐具的清洗、消毒、保洁。坚持饭前便后洗手，避免病菌入口。提倡多吃些食用醋或大蒜，既能增加胃内酸度，又可助消化、杀菌，提高胃肠道抗病能力。

3.秋季养生

秋季是萧瑟的季节，气郁体质者看着万物一片萧条的景象，极易伤秋。尤其是秋雨连绵的日子，早晨一看天气就有三分不爽，可能只为一点小事或是他人无意的一句话就会发脾气、掉眼泪。气郁质者肝失疏泄，肝火偏旺，久则内耗阴津；秋天气候干燥容易伤人体津液，使机体燥象更为明显。所以，秋季应

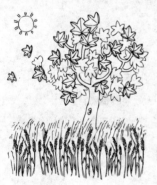

注意滋阴。同时应该更加重视精神调养，多进行户外运动，有助于通畅气机。多想开心事儿，以平和的心态对待一切事物，以顺应秋季收敛之性，平静地度过"多事之秋"。

进入立秋以后，天气由热逐渐转凉，人体消耗的热量也会逐渐增多，食欲也开始增加。根据中医"燥则润之"的养生原则，应该多喝开水，饮淡茶、

果汁饮料、豆浆、牛奶等流质，以养阴润燥，弥补损失的阴液，饮用方法以少量频饮为最佳。

起居方面，立秋后应"早卧早起，与鸡俱兴"。这是因为早卧可以顺应阳气之收敛，早起可使肺气得以舒展，防止收敛太过。

立秋乃初秋之季，虽有凉风时至，但暑热未尽，因而着衣不宜太多。又立秋之后，昼夜之间的温差较大，故应及时增减衣服，不宜赤膊露体；也不宜穿得太多、太暖，否则会影响机体对气候转凉的适应能力，易受凉感冒。

立秋后的清晨是运动锻炼的好时机，此时气温不冷不热，气候舒适，秋高气爽，使人精神抖擞。可选择清静的场地或江河湖畔，或林荫道中进行运动，对人的身心健康十分有益。

俗话说："春捂秋冻。""秋冻"不仅体现在穿衣上，还可通过冷水浴锻炼实现。人体一接触冷水刺激时，皮肤血管急剧收缩，使大量血液流向人体深部组织和器官，血液重新分配，脑供血量增多，对于精神不振有所帮助。

冷水浴方法：①头面浴，即以冷水洗头、洗脸。②脚浴，双足浸于水中，水温可从20℃左右开始，逐渐降到5℃左右。③擦浴，即用毛巾浸冷水擦身，用力不可太猛，时间不宜太长，适可而止。④淋浴，先从35℃左右的温水开始，渐渐降到用自来水洗浴。

◁)) 【温馨提示】

冷水浴注意事项。

（1）必须循序渐进，包括洗浴部位应"由局部到全身"，水温应"由高渐低"，洗浴时间应"由短渐长"。

（2）冷水浴虽然好，但并非对每个人都适合。有些人的皮肤对冷水敏感，遇到冷水就会出现过敏症状，如起疹子、生紫斑等，这类特异体质的人就不能进行冷水浴。

（3）此外，患有严重高血压、冠心病、风湿病、空洞性肺结核、坐骨神经痛以及高热患者都不可进行冷水浴。

4.冬季养生

寒风携着冬天而来，冬季正是人体养藏的最好时刻。人体受寒冷气温的影

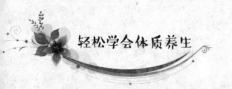

响，各项生理功能和食欲等均会发生变化。冬天易使人身心处于低落状态，气郁体质者在冬季需要注意调节情志。改变情绪低落的最佳方法就是运动，如慢跑、跳舞、滑冰、打球等。

冬令进补时，为使肠胃有个适应过程，最好先做引补，就是打基础的意思。一般来说，可先选用花生仁加红糖，亦可煮些生姜大枣牛肉汤来吃，用以调整脾胃功能。饮食忌黏硬生冷，还要遵循"少食咸，多食苦"的原则。同时适当多吃一些姜、辣椒等辛辣食物，从而改善胃部的血液循环。最好晨起服热粥，晚餐宜节食，以养胃气。

冬日阳气肃杀，夜间尤甚，古人主张冬季要"早卧迟起"。早睡以养阳气，迟起以固阴精。冬属阴，以固护阴精为本，宜少泄津液。故冬季宜"去寒就温"，预防寒冷侵袭。但亦不可太暖，尤忌厚衣重裘、向火醉酒、烘烤腹背、暴暖大汗。冬天寒冷，面部皮肤由于寒冷的刺激，毛细血管呈收缩状态。如果用热水洗脸，当时会感觉温暖，一旦热量散失，毛细血管又恢复原状；这样一张一缩，易使面部皮肤产生皱纹。而晨起用冷水洗脸，顿时就有头清眼明的感觉。冷水的刺激既能改善面部血液循环，又可增强皮肤弹性，还能增强机体御寒能力，预防感冒、鼻炎，对神经衰弱的神经性头痛亦有裨益。当然，冷水的温度不能太低，以略高于10℃为宜。

冬日虽排汗、排尿减少，但大脑与身体各器官的细胞仍需水分滋养，以保证正常的新陈代谢。冬季一般每日补水不少于2000毫升。

冬季容易诱使慢性病复发或加重，寒冷还会诱发心肌梗死、中风的发生，使血压升高和溃疡病、风湿病、青光眼等病症状加剧。因此，这类患者应注意防寒保暖，特别是预防大风降温天气对机体的不良刺激，备好急救药品。同时还应重视耐寒锻炼，提高御寒及抗病能力，预防呼吸道疾病的发生。

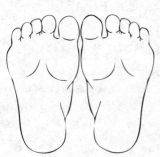

宜健脚，健脚即健身。在冬季必须经常保持脚的清洁干燥，袜子勤洗勤换，每天坚持用温热水洗脚，同时按摩和刺激双脚穴位。每天坚持步行半小时以上，活动双脚。早晚坚持搓揉脚心，以促进血液循环。此外，选一双舒适、暖和轻便、吸湿性能好的鞋子也非常重要。

冬季寒冷，有些人喜欢紧闭门窗或蒙头入睡，这是很不好的习惯。冬季室内空气污染程度比室外严重数十倍，应注意常开门窗通风换气，以清洁室内空气。除了白天要开启门窗让空气对流外，晚上应开小气窗通风。

气郁体质者抑郁感加重除了与冬季活动量较其他季节少有关外，很重要的原因是冬季昼短夜长、光照不足。面对严寒的冬季，许多人选择了"猫冬"的生活，到户外呼吸新鲜空气和接受阳光照射的机会因此减少。所以，有些人一到冬季，情绪就变得易怒、忧郁，容易疲劳，精力衰退，注意力分散，精神萎靡，这就是"冬季抑郁症"。

气郁体质者冬季养生应注意晒太阳，我国民间有"冬阳贵如金"之说。然而，晒太阳也要掌握适量、适度的原则。冬季由于臭氧层出现季节性薄弱，太阳光中的紫外线加强，易给人的身体带来不同的损伤。因此，冬季晒太阳也要注意科学选择时段。一般成年人在早晨 10 点前和下午 4 点后，每天 2 次，每次 20～30 分钟即可。

三、膳食养生

（一）饮食宜忌

多吃具有理气、解郁、消食、醒神等作用的食物，所食之物性宜温平。一定要吃早餐。一天之计在于晨，早晨肝胆旺，胆囊中储满了胆汁，蓄势待发，为消化早餐做好了准备。可是有些人喜欢睡懒觉，经常不吃早餐，胃里是空的，就会影响胆汁的排泄，进而严重影响肝胆疏泄条达，促发或加重气郁体质。

1.忌食食物

忌生痰化风之品，如肥肉、鸡蛋、鳝鱼、鹅肉等。同时睡前避免饮用茶、咖啡等提神醒脑的饮料。忌性寒、味苦酸的食物。

2.宜食食物

多食一些能行气的食物，以蔬菜和营养丰富的鱼、瘦肉、乳类、豆制品为宜，如佛手、橙子、柑皮、荞麦、韭菜、茴香菜、大蒜、火腿、高粱皮、刀豆、香橼等，常吃大枣桂圆汤、百合莲子汤，以健脾养心安神。

痰郁者平时常吃萝卜，以顺气化痰。萝卜中含有能诱导人体产生干扰素的多种微量元素，可增强机体免疫力，并能抑制癌细胞的生长，对防癌、抗癌有

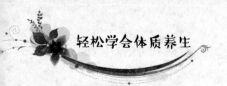

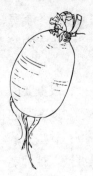

重要意义。萝卜中的芥子油和粗纤维可促进胃肠蠕动,有助于体内废物的排出。常吃萝卜可降低血脂、软化血管、稳定血压,预防冠心病、动脉硬化、胆石症等疾病。在民间,萝卜有"小人参"之美称,也有"萝卜上市,医生没事";"冬吃萝卜夏吃姜,不要医生开药方";"萝卜一味,气煞太医"之说。明代著名的医药学家李时珍对萝卜也极力推崇,主张每餐必食。他在《本草纲目》中提到萝卜能下气、消谷和中、去邪热气。

具有行气解郁功效的食物多半具有浓烈的香气,如葱、姜、蒜、紫苏、薄荷,以及一些花草茶的材料,如玫瑰花、桂花、薰衣草等。可少量饮酒,以通畅血脉、提高情绪。

（1）谷物类:小麦、大麦、荞麦、高粱。

（2）肉食类:牛肉、驴肉、瘦猪肉等。

（3）蔬菜类:洋葱、苦瓜、丝瓜、海带,海藻、白萝卜、莴苣、刀豆、蘑菇、豆豉、韭菜、茴香菜。

（4）水果类:橙子、柑橘、金橘、山楂、菊花、玫瑰花。

（5）佐料类:葱、蒜、香橼、佛手。

（二）养生食谱

1.丹参粥

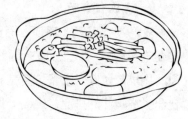

【原料】丹参30克,大枣3枚,糯米50克,红糖适量。

【制作】丹参水煎取汁,去渣,放入糯米、大枣、红糖,加适量清水,如常法煮成稠粥即可。

【功效】活血化瘀,行气通络。

【用法】每日2次,温热服食。

2.佛手柑粥

【原料】佛手柑15克,粳米100克,冰糖适量。

【制作】将洗净的佛手柑入锅,加水适量,煎煮2分钟,去渣取汁,再入淘洗干净的粳米及适量的冰糖,煮粥即可。

【功效】理气化郁,活血宣痹。

【用法】早晚分次食用。

3.菖蒲炖猪心

【原料】石菖蒲 10 克，猪心 1 个。

【制作】石菖蒲洗净，猪心洗净，同放入炖盅内；加适量的水隔水炖熟，加精盐调味即可。

【功效】补心安神，化痰开窍。

【用法】饮汤食猪心。

4.豆豉冬瓜汤

【原料】豆豉 100 克，冬瓜 200 克，柏子仁、昆布、酸枣仁、白芍各 50 克，大枣（去核）10 枚。

【制作】以上各味共煎汤，加适量调料调味即可。

【功效】清热化痰，消肿散结，利湿。

【用法】温热服，每日 2 次。

5.双花西米饮

【原料】玫瑰花 20 克，茉莉花 20 克，西米 50 克。

【制作】把玫瑰花和茉莉花用沸水冲泡待用；锅内烧水，水开后放入西米，用中火煮 5～6 分钟，至西米呈透明状、中间还有一点白色时倒出滤水。把泡花的水倒入锅中，烧开后再放入西米，加适量糖即可饮用。

【功效】开胸理气。注意：肾虚者慎用。

【用法】代茶饮。

6.柚子皮茶

【原料】柚子 1 个。

【制作】将柚子剥开，取皮，切成细条，晒干备用，每次取 20 克左右，用开水冲泡，温浸 10 分钟左右即可饮用。

【功效】理气，化痰，平喘。

【用法】代茶饮。

7.橘络茶

【原料】橘络 10 克，橘皮丝 10 克，绿茶 15 克。

【制作】上 3 味，用沸水冲泡，温浸 10～15 分钟即可。

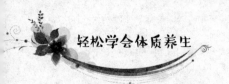

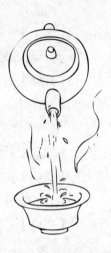

【功效】宣通经络，理气化痰。

【用法】每日1剂，代茶饮。

8.金橘汁

【原料】金橘3～4个，新鲜橘皮4个。

【制作】清水洗果，剥皮，打浆，筛滤，均质，加热，过滤，冷却后即可饮用。

【功效】理气化痰。

【用法】每日1剂，作为保健饮料。也可用红萝卜、马蹄（荸荠）、竹蔗加雪梨煲汤，但其性质略寒，脾胃弱者不能常饮。

9.玫瑰香橙奶

【原料】香橙1个，酸牛奶250克，新鲜玫瑰花瓣6片，蜂蜜少许。

【制作】酸奶倒入碗中，香橙去皮切成花生米大小的果粒，投入奶中，加蜂蜜搅拌均匀，散上玫瑰花瓣。

【功效】健脾益胃，疏肝理气。

【用法】每日1次，晨起佐餐用。

10.桑菊茶

【原料】夏枯草15克，桑叶10克，玫瑰花10克，菊花15克。

【制作】将夏枯草、桑叶加入适量水中，浸泡半小时后煮半小时，最后加入菊花、玫瑰花煮5分钟即可。可用冰糖或蜂蜜调味（注：以上为1人1日量）。

【功效】理气化痰。

【用法】每日1剂，代茶饮。

11.枸杞合欢茶

【原料】枸杞子15克，茵陈10克，合欢花10克，白菊花10克。

【制作】将枸杞子、合欢花、茵陈、白菊花放入杯中，倒入开水浸泡半小时即可。可用冰糖或蜂蜜调味。

【功效】滋阴、疏肝。适用于头晕脑涨、眼干目赤者。

【用法】每日1剂，分多次代茶饮。

四、运动养生 ▶▶▶

气郁体质者应多参加体育锻炼及户外旅游。运动能活动身体、运行气血，尤其是旅游，既能强健身体，又能在欣赏自然美景时舒展胸怀、调畅情志、改变心境。日常生活中，可常做甩手、叩齿等保健活动。也可选择瑜伽功中的打坐等放松式运动。

1."嘘"字功

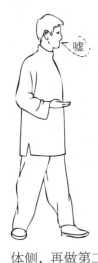

六字诀养生法是我国古代流传下来的一种养生方法，即吐纳法。它的最大特点是：强化人体内部的组织机能，通过呼吸导引，充分诱发和调动脏腑的潜在能力来抵抗疾病的侵袭，防止过早衰老。六字即一吹、二呼、三嘻、四呵、五嘘、六呬。

嘘字功，口型为两唇微合，有横绷之力，舌尖向前并向内微缩，上下齿有微缝。呼气念"嘘"字，足大趾轻轻点地，两手自小腹前缓缓抬起，手背相对，经胁肋至与肩平，两臂如鸟张翼向上、向左右分开，手心斜向上。两眼反观内照，随呼气之势尽力瞪圆。呼气尽吸气时，屈臂两手经面前、胸腹前缓缓下落，垂于体侧，再做第二次吐字。如此动作 6 次，做 1 次调息。嘘气功通过气息吐纳疏肝理气，对于气郁体质者具有良好效果。

2.五禽戏

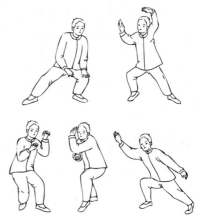

五禽戏是一种中国传统健身方法，又称"五禽操""五禽气功""百步汗戏"等。是由五种模仿动物的动作组成。五禽戏是中国民间广为流传的、也是流传时间最长的健身方法之一，其健身效果被历代养生家称赞，是一种"外动内静"、"动中求静"、刚柔并济、内外兼练的仿生功法。气郁体质者练习五禽戏可以活动腰肢关节，壮腰健肾，疏肝健脾，补益心肺。

3.强壮功

强壮功是根据我国古代道、儒、释、医等诸家功法进行整理、综合而成，为静功功法，用以驱散体内积郁之气。

姿势可分为坐式、站式和自由式：①坐式：又分自然盘膝式、单盘膝式和双盘膝式 3 种。②站式：两足分开与肩同宽，膝微曲，含胸拔背，头微前倾，

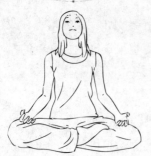

两眼轻闭，松肩垂肘，小臂微曲，两手拇指与四指自然分开，如捏物状，置小腹前，或两手置于胸前，如抱球状。③自由式：姿势不固定，可根据自身的情况选择姿势，只要有利于意守丹田和呼吸，并达到全身轻松、消除疲劳、提高工作效率的目的即可。

呼吸可分为自然呼吸、深呼吸和逆呼吸3种：①自然呼吸：即不改变原来的呼吸形式，任其自然。这种呼吸法对初学气功者和老年体弱及肺结核等患者较适宜。②深呼吸：在自然呼吸的基础上，再呼吸得细长、缓慢些。③逆呼吸：吸气时扩胸缩腹，呼气时收胸鼓腹。此呼吸法要由浅入深，逐步锻炼。

【温馨提示】

运动注意事项。

（1）选择暖和的天气进行户外运动锻炼，不宜在阴冷天气、雾天或潮湿之时运动。

（2）注意保暖避寒。

（3）时间最好选择春夏，一天中又以阳光充足的上午为最好的时机。

五、情志养生

1. 调节情绪

忧思郁怒、精神苦闷是导致气血郁结的原因所在。气郁体质者的情志调理应以乐观进取、积极向上为基本原则。

（1）**保持喜乐心情**：喜乐能使生活充满欢笑、气血通畅、生机勃勃。古人曰："志闲而少欲，心安而不惧……美其食，任其服，乐其俗，高下不相慕。"这句话告诫人们要安于自己日常平淡的生活，不要与别人攀比，要随遇而安，知足常乐，情志舒畅。

（2）**善于交流**：向亲人或朋友倾诉，感受朋友之间的友情和家人之间的温暖，也能改变心境。多与性情开朗、心理健康的朋友交往，以此来保持自己良好的精神状态，使肝气舒畅条达，机体气血流畅。独自一人时应保持微笑，笑则气缓，紧张的气氛消失了，抑郁的情绪自然也被抑制住了。

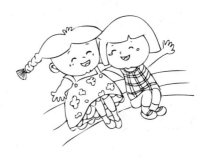

（3）**积极面对**：找出自己抑郁的原因，然后向它们提出挑战。使用理性思维方式挑战自己的观念，要宽容对待自己。树立自信心，建立积极的社会价值观；挑战消极观念，建立新的行为模式，对挫折与失败做好充分的心理准备。善于寻求帮助，不要默默承受。

（4）**避免服用某些药物**：口服避孕药、巴比妥类、可的松、利血平可引起抑郁症，气郁体质者应尽量避免使用。

2.陶冶情操

首先培养积极乐观的生活态度，积极参加文体活动，听一些欢快振奋或是悠然自得的音乐，如华尔兹、巴赫的《小步舞曲》及中国古典音乐中的《阳春白雪》《高山流水》《渔樵问答》等，利于进行自我排遣。随着音乐节奏飘逸洒脱的起伏变化，心境也会变得豪放不羁、潇洒自得。气郁质的人应多参加下棋、打牌、打球、跳舞等互动性、集体性较强、可增进社交的文娱活动。

根据《黄帝内经》"喜胜忧"的原则，应主动寻求快乐，多参加社会活动、集体文娱活动，常看笑话、幽默故事、滑稽剧，听相声，以及看富有鼓励、激励意义的电影、电视，勿看悲剧；多听轻快、开朗、激越的音乐，以提高情志；多读积极的、鼓励的、富有乐趣的、展现美好生活前景的书籍，以培养豁达开朗、风趣幽默的性格；正确对待各种事物，避免忧思抑郁，防止情志内伤；在名利上不患得患失，胸襟开阔，知足常乐。

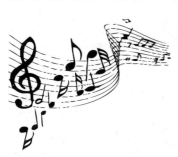

另外，也可以出去旅游，不仅能转换环境，脱离不良刺激，还可在欣赏自然美景中开阔胸怀，产生愉快的情绪。特别是清晨锻炼或山林

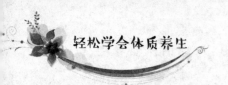

中郊游之时，若能开怀大笑，可使肺吸入足量的氧气、呼出二氧化碳，加快血液循环，从而使心肺及脏腑气血调和，保持人的情绪稳定。这点对于气郁体质之人尤其重要。

六、中药调养

1.常用中药饮片

夏枯草、桑叶、玫瑰花、菊花、金银花、茵陈、合欢花、香附、乌药、川楝子、小茴香、青皮、郁金等疏肝理气解郁的药为主。

2.常用中成药

柴胡疏肝散、逍遥丸（散）、半夏厚朴汤等。

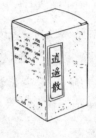

逍遥散：气郁体质可以服用逍遥散，逍遥散是中医疏肝名方。逍遥散能疏肝解郁，健脾和营。主治肝郁血虚而致两胁作痛，寒热往来，头痛目眩，口燥咽干，神疲食少，月经不调，乳房作胀，脉弦而虚者。慢性肝炎、肝硬化、更年期综合征、经前期紧张综合征、盆腔炎等证属肝郁血虚脾弱者皆可服用。服用逍遥散要取得好的效果，还需谨记"药逍遥人亦须逍遥"，服药的同时保持乐观情绪非常重要。

半夏厚朴汤：如果咽中如有物阻，咯吐不出，吞咽不下，胸膈满闷，舌苔白润或白腻，脉弦缓或弦滑，宜用"半夏厚朴汤"化痰理气解郁、行气散结、降逆化痰。

若气郁引起血瘀，应配活血化瘀药。

> 📢【温馨提示】
>
> 无论是中药饮片或中成药，均需在医生的指导下使用。

七、经络腧穴养生

气郁体质者多肝气郁滞，推拿以通经活络、行气导滞为主；选穴多取手、足厥阴经；推拿按摩时应用力重强，时间较长。

第一步：揉太阳。以中指或食指揉太阳穴（眉梢与外眼角之间，向后约一横指的凹陷处）100次。可清热祛风，止头痛，除烦躁。

第二步：揉印堂。以中指或食指揉印堂穴（两眉头中间处）100次。可镇静安神，活络疏风。

第三步：揉百会、四神聪。以手指揉百会、四神聪各100次。

第四步：五指分梳。两手五指分开，从前发际梳向后发际66次。可行气活血，疏通经络，祛风定痛，安神养脑。

第五步：将两手五指微屈成梅花形，以两手指端上下交替轻击头部100次，五个手指应同时触及。可安神养脑，疏通气血。

第六步：搓胆经。以两手除拇指外的其余四指分别搓两耳上部胆经循行部位（即耳以上的侧头部）100次。可疏通经络，行气活血。

第七步：揉风池。以指揉风池穴（颈后发际凹陷中，胸锁乳突肌与斜方肌上端之间的凹陷处）100次。可明目开窍，镇静安神。

第八步：揉膻中。以指揉膻中穴（胸部前正中线上，平第4肋间，相当于两乳头连线的中点）100次。可宽胸理气，补益心肺。

第九步：按揉神门（腕横纹上，尺侧腕屈肌桡侧端的凹陷中）100次。可宁心安神，扶正祛邪。

第十步：按揉合谷穴（手背第1、2掌骨之间约平第2掌骨中点处）100次。可疏风解表，镇静止痛。

第十一步：拿捏上肢5遍。可镇静止痛，开窍提神。

第十二步：捻指关节。以拇指和食指捻另一侧手指2～3分钟。可舒筋通络，强化手指功能。

第十三步：按揉太冲（足背部第1跖骨间隙的后方凹陷处）100次。可平肝息风，疏肝解郁。

第十四步：拿跟腱。以拇指与食、中指拿捏跟腱50次。可疏经止痛，镇静提神。

第十五步：搓下肢。两手搓下肢往返3～5遍。可疏肝理气，解除肌肉疲劳，安神调和气血。亦可以手握拳在大腿内侧中线敲打至小腿内侧。

扫码听书

特禀质

"肾为先天之本"，特禀质养生时应以健脾补肾为主，以增强卫外功能。特禀质总的养生原则是益气固表、调养先天、培补肾精肾气、补脾益肺。以饮食调养、运动健身为主，用药注意勿损伤肾气。

饮食养生：食物清淡，荤素搭配。

精神养生：调摄情志，戒骄戒躁。

起居养生：避免接触过敏原，注意气候变化。

药物养生：益气固表，平衡阴阳。

一、起居养生

特禀质虽说是天生的，但并非不能改变，积极改变环境因素才是这类体质的人应该做的事。古代有些地区有一种民间习俗，亲人外出时，会准备一罐水、一小包茶叶、一袋干粮让亲人带上；出现水土不服时，泡茶和食用家乡的食品后很多症状就会消失。其实，这是古人为减少过敏而采用的方法之一。

现代生活中，室内装修后不宜立即搬进居住，应打开窗户，让油漆、甲醛等化学物质气味挥发干净后再搬进新居，以防特禀质发生过敏或诱发特禀质的形成。春季室外花粉较多时，也要减少室外活动时间，以防止花粉过敏。

特禀质的日常起居也要比其他体质的人更加注意。容易过敏者，因为对于环境更加敏感，所以容易出现水土不服。因此，在陌生的环境中要注意日常保健，减少户外活动，避免接触各种致敏的动植物，适当服用预防性药物，减少发病机会。

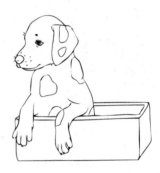

宠物身上往往带有过敏原，所以特禀质的人最好不养宠物，以免对动物皮毛过敏。特禀质的人凡外出旅游时，可带点自己家乡的水、食品及日常生活用品，以免因水质、食物变化而诱发宿疾。

1.睡眠

居室应通风良好。保持室内清洁，被褥、床单要经常洗晒，以防止对尘螨过敏。

起居应有规律，保持充足的睡眠时间。

2.二便

特禀质的人应该注意保持二便的通畅，养成定时大小便的习惯，有利于机体毒素的排出，特别对于有遗传疾病的患儿更要注意在二便方面的护理。

3.服饰

特禀质的人最好穿棉麻丝制品，少穿化纤衣物，避免接触过敏原。在季节更替之时，要及时增减衣被，增强机体对环境的适应能力。在花粉较多的季节要注意戴口罩，注意防护。

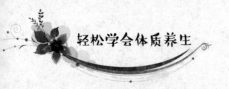
二、季节养生 ▶▶▶

1.春季养生

中国有句谚语："百草回芽，百病发作。"就是说春天容易旧病复发。春天因温暖多风，百花齐放，细菌、病毒容易繁殖、传播，花粉也容易随风飘散。因此，春季人体容易过敏，特禀质的人更要特别重视。春季是人体机能活跃的季节，皮脂腺分泌旺盛，再加上阳光中的紫外线增强，为皮炎的发生提供了"温床"。这一时期，特禀质的女性最容易出现紫外线引起的面部光敏性皮炎。一旦患上光敏性皮炎，应尽量待在避光处。

春天是花粉传播最广泛的季节，花粉混杂在空气中，从鼻吸入体内后导致过敏症，引起许多过敏性疾病。花粉过敏又称"花粉症"，主要表现为打喷嚏、流鼻涕、鼻痒、鼻塞、眼红、眼痒、流泪等，严重的可引起哮喘。由于春天最大的过敏原是花粉，花粉过敏者外出时可考虑戴眼镜及口罩，尽量不要在草坪玩耍或劳动；注意及时关闭窗户，减少室内自然通风，特别是在傍晚和入睡时，因为那时空气中花粉浓度很高。另外，春天风沙、扬尘天气较多，可吸入颗粒物的浓度增加，会使哮喘发作。外出时戴口罩是避免与过敏原接触的简单而有效的方法，同时还要避免到花粉浓度高的场所去，如植物园、花园等，应积极防范。

春天天气变化较大，昼夜温差也大，使人容易患呼吸道疾病，而呼吸道感染与哮喘的发作密切相关。所以，春天穿着要适宜，要根据天气变化及时增减衣物，避免受凉感冒。在居室的地毯、沙发、空调中往往寄生着肉眼看不见的螨虫、霉菌等微生物，春季的气温、湿度很适合它们生长繁殖，而这些微生物也可诱发或加重哮喘。因此，应定期开窗通风，使空气流通，居室布置力求简单，不要放花草、地毯等，空调滤网应定期清洁，被褥要勤洗勤晒，以减少螨虫、霉菌等微生物。春天也是变应性鼻炎的好发季节，故一旦出现流鼻涕、打喷嚏、鼻塞等症状，一定不要掉以轻心，应及时治疗。此外，哮喘病人外出时，要随身携带沙丁胺醇或特布他林气雾剂，以备哮喘发作时缓解症状。需要注意的是，应用这两种药物时，24小时内不能超过8喷，否则毒副作用会明显增加。

2.夏季养生

盛夏酷暑蒸灼，特禀质的人容易闷热不安和困倦烦躁。所以，首先要使自己的情绪平静下来，神清气和，切忌火暴脾气，防止心火内生。

特禀质的人夏季饮食应以清淡质软、易于消化为主，少吃高脂厚味及辛辣上火之物。清淡饮食能清热、防暑、敛汗、补液，还能增进食欲。多吃新鲜蔬菜瓜果，既可满足所需营养，又可预防中暑。但要注意不宜吃菠萝等可能导致过敏的水果。主食以稀为宜，如绿豆粥、莲子粥、荷叶粥等。还可适当饮些清凉饮料，如酸梅汤、菊花茶等。但冷饮要适度，不可偏嗜寒凉之品，否则会伤阳而损身。另外，多吃些醋，既能生津开胃，又能抑制杀灭病菌、预防胃肠道疾病。

早晚室内气温低，应适当将门窗打开，通风换气。中午室外气温高于室内，宜将门窗紧闭，拉好窗帘。阴凉的环境，会使人心静神安。

炎夏不可远途跋涉，应就近寻幽。早晨曙光初照，空气清新，可到草木繁茂的园林散步锻炼，吐故纳新。傍晚，若漫步于江边湖畔，那习习的凉风会使人心静似水，心旷神怡，去除心头的烦闷，暑热顿消。

3.秋季养生

秋高气爽，正是外出旅游的大好时光，然而不少人在旅游时出现打喷嚏等类似感冒的症状。秋季早晚温差较大，容易着凉感冒，所以很多人就把这种病当感冒来治。但这不一定是感冒，很可能是对秋季的花粉或冷空气过敏。

具有特禀体质的人，不止一次地接触和吸入了外界的过敏原就会引发过敏性疾病。由于各种植物开花具有明显的季节性，因此，花粉过敏病人的发病也有明显的季节性。我国的大部分地区一年之中有两个花粉期，其一是春季3月份到5月份，其二是夏秋6月份到9月份。春季花粉主要以树木类为主，夏秋季的花粉主要以草木类为主，例如菊花、百合、桂花、月季、秋海棠等，一般夏秋季的花粉过敏患者比春季要多，症状也较重。特禀质的人秋季外出旅游时尽量少去花草树木茂盛的地方，出游时随身带好抗过敏药。

秋季是蔬菜水果大丰收的季节，特禀质的人吃蔬菜水果也能过敏。在我国，蔬菜水果致敏的情况并不鲜见。患者一般会出现口腔水肿、突然憋气的症状，或有眼睛痒、打喷嚏、流鼻涕等表现。由于绝大多数过敏物质存在于果皮中，对过敏症状较轻的患者来说，在食用水果前先削皮或将水果放在微波炉里加热30秒，可使致敏成分被分解破坏，并且不会使水果熟透；还有一个办法，即将水果切开，在空气中放置一会儿，发生氧化反应后其致敏性也可降低。

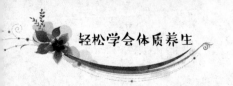
4.冬季养生

我国民间习惯上把"立冬"作为冬季的开始。冬季包括立冬、小雪、大雪、冬至、小寒、大寒6个节气。特禀质的人在一年中最寒冷的季节讲究保健、保养是很重要的，应谨防感冒，注意合理膳食。郑板桥有一幅养生对联说得好："青菜萝卜糙米饭，瓦壶天水菊花茶。"

冬季养生宜多食热粥，如我国民间有冬至吃赤豆粥及腊月初八吃"腊八粥"的习惯，常吃此类粥有增加热量和营养的功能。此外，还可常食有养心除烦作用的小麦粥、益精养阴的芝麻粥、消食化痰的萝卜粥、养阴固精的胡桃粥、健脾养胃的茯苓粥、益气养阴的大枣粥等。

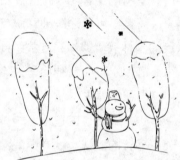

冬天的寒冷气候影响人体的内分泌系统，使人体的甲状腺素、肾上腺素等分泌增加，从而促进和加速蛋白质、脂肪、碳水化合物三大类热源营养物质的分解，以增加机体的御寒能力，这样就造成人体热量散失过多。因此，冬天营养应以增加热能为主，可适当多摄入富含碳水化合物和脂肪的食物。此外，还应该多吃富含维生素的食物。冬季锻炼要注意防寒保暖。

三、膳食养生

（一）饮食宜忌

特禀质的饮食宜清淡、均衡，粗细搭配适当，荤素配伍合理。特禀质本身气血就不足，肌表不固，抵抗力不强，所以平时饮食上要多加调理，以补益气血为主。

1.忌食食物

首先要注意发现自己过敏的食物，禁忌食用，减少发作机会。一般而言，特禀质饮食宜清淡，少吃生冷、辛辣、肥甘、油腻及牛肉、羊肉、鹅肉、鲤鱼、虾、蟹等腥膻发物和含致敏物质的食物。尽量少吃过于油腻之物，控制油脂的摄取量，少吃煎炸食物，避免选用如葵花子油

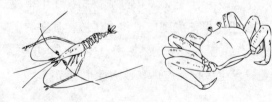

或玉米油，应选择芥花油、大豆油等。

过敏者饮食上一定多加注意，要排查过敏原，尽量避免接触。

2.宜食食物

宜选择具有补益肺脾、调理肺脾功能的食品，坚果类的如核桃、杏仁、松子等；水果适合吃鸭梨、石榴、桑椹、葡萄、番茄、苹果。另外，山药、燕麦、燕窝、糯米、马铃薯、灵芝、莲子、银耳等对特禀质有益，还应多吃点大蒜、米醋、生姜、牛奶，这些都有助于提高免疫能力。

鸭梨：具有清心润肺、止咳平喘、润燥利便、生津止渴、醒酒解毒之功效。明代李中梓的《本草通玄》说：（梨）"生者清六腑之热，熟者滋五脏之阴。"梨中含有丰富的B族维生素，能保护心脏、减轻疲劳、增强心肌活力、降低血压。梨所含的苷类及鞣酸等成分，能祛痰止咳，对咽喉有养护作用。食梨能防止动脉粥样硬化，抑制致癌物质亚硝胺的形成，从而防癌抗癌；梨中的果胶含量很高，有助于消化、通利大便。

枸杞子：味甘，性平，归肝、肾经，具有滋补肝肾、养肝明目、延衰抗老的功效。枸杞的叶、花、根自古就是滋补养生的上品，所以又名"却老子"。枸杞子中的维生素C含量比橙子高，β-胡萝卜素含量比胡萝卜高，铁含量比牛排还高。枸杞子作为药食两用的进补佳品，有多种食用方法。枸杞子一年四季皆可服用，夏季宜泡茶，但以下午泡饮为佳，可以改善体质，利于睡眠。枸杞子泡茶适合与贡菊、金银花、胖大海和冰糖一起泡，对用眼过度的电脑族尤其适合。冬季枸杞子可以煮粥，也可以和各种粥品搭配，枸杞子炖羊肉也是很适合冬天食用的。家常炒菜加入枸杞子后口感颇佳，如枸杞炒蘑菇就是一道色香味俱佳的素菜。枸杞玉米羹鲜香可口，色泽美观。对于女性而言，常吃枸杞子还可以起到美白养颜的功效。

苹果：苹果在中国已有两千多年的栽培历史了。相传夏禹所吃的"紫柰"就是红苹果。苹果性味甘酸而平、无毒，具有生津止渴、益脾止泻、和胃降逆、润肺开胃、理气化痰、止咳止渴、醒酒的功效。俗话说："一天一个大苹果，医生从来不找我。"多吃苹果的人比不吃或少吃苹果的人患感冒的概

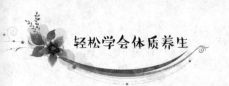

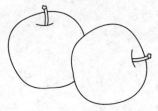

率要低。所以，有人把苹果称为"全方位的健康水果"，或称为"全科医生"。苹果既能减肥，又能帮助消化，且苹果中含有多种维生素、微量元素及糖类、脂肪等人体组织所必需的营养成分。苹果中的锌对儿童的记忆有益，能增强儿童的记忆力。1 个苹果含 5 克纤维素，可满足一天纤维素需求的 20%。吃苹果时要细嚼慢咽，可让身体产生"饱腹感"，防止过量饮食。但苹果中的果酸能腐蚀牙齿，吃完苹果后最好漱漱口。美国的一项新研究发现，吃苹果可以促进乙酰胆碱的产生，该物质有助于神经细胞相互传递信息。因此，吃苹果能帮人增强思维、促进记忆。英国近期研究发现，怀孕时多吃苹果，生下的孩子更健康，罹患百日咳或哮喘的危险更小。苹果还可以减少患肺病、哮喘、肺癌等疾病的危险。在空气污染比较严重时，多吃苹果可改善呼吸系统和肺功能，保护肺部免受空气中灰尘和烟尘的影响。苹果富含糖类和钾盐，适宜于急慢性气管炎咳嗽有痰之人食用。

【温馨提示】

肾炎及糖尿病者不宜多食苹果。溃疡性结肠炎的病人不宜吃苹果。肠壁由于溃疡变薄，苹果质地较硬，又加上含有 1.2% 粗纤维和 0.5% 有机酸的刺激，不利于肠壁溃疡面的愈合。白细胞减少症的病人、前列腺肥大的病人均不宜生吃苹果，以免使症状加重或影响治疗效果。

此外，由于蜂蜜里面含有一定的花粉粒，经常喝会对花粉过敏产生一定的抵抗能力。大枣中含有大量抗过敏物质，可缓解过敏反应的发生。凡有过敏症状的患者，可以经常服用大枣，生吃或水煎服，每天 10 枚左右。

（二）养生食谱

1.景天灵芝炖猪蹄

【原料】红景天 18 克，灵芝 30 克，猪蹄 1 只，料酒、精盐、味精、葱段、姜片、猪油适量。

【制作】将猪蹄去毛后洗净，放入沸水锅中焯一段时间，捞出再洗净；红景天和灵芝洗净切碎。锅中放入油，烧热加葱、姜煸香，放入猪蹄、水、料酒、味精、精盐、灵芝、红景天武火烧沸，改用文火炖至猪蹄熟烂，出锅即成。

【功效】补肾健脑，增强免疫力。

【用法】佐餐食用。

2.黄枸炖猪肉

【原料】黄芪 30 克，枸杞子 30 克，瘦猪肉 200 克，大葱 50 克，姜 20 克。

【制作】黄芪和枸杞子放在清水里浸泡半个小时；瘦猪肉洗干净切成小方块。把泡好的黄芪和枸杞子放进砂锅，再把切好的瘦猪肉、整块的生姜和切段的大葱也都放进去，加入适量的精盐和清水，盖上盖，等到水开之后，上火隔水蒸，用大火蒸 3 个小时，出锅即成。

【功效】补益气血，增强免疫力，调养身体。

【用法】佐餐食用。

3.冬虫夏草炖乌鸡

【原料】冬虫夏草 12 枚，乌鸡 1 只，调料少许。

【制作】乌鸡去内脏，洗净；将冬虫夏草及佐料放入乌鸡腹中。锅中加适量开水，隔水蒸乌鸡至熟即成。

【功效】补肾健脑，增强免疫力。

【用法】佐餐食用。每周 2 次。

4.人参大枣粥

【原料】人参 5 克，大枣 6 枚，糯米 100 克。

【制作】人参切片，大枣去核，粳米淘净。一起入锅，加适量水煲粥。

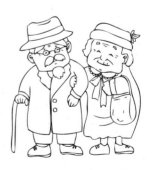

【功效】益气养血滋阴，增强免疫力。

【用法】佐餐食用。

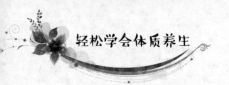

5.杜仲黄芪山茱萸汤

【原料】杜仲、黄芪、山茱萸各 30 克，瘦猪肉适量。

【制作】杜仲、黄芪、山茱萸洗净；猪瘦肉洗净、切片。一起入锅加适量清水，共煲汤。

【功效】益肝，补肾。

【用法】吃肉，饮汤。每周 2 ～ 3 次。

6.抗敏汤

【原料】乌梅 50 克，黄芪 20 克，何首乌 30 克，百合 30 克，粳米 100 克。

【制作】先将乌梅用醋泡过夜，与黄芪、何首乌同放砂锅中冷水浸泡 1 小时后煮开，再用小火煎半个小时。取出药汁后，再加水煎开 20 分钟后取汁。两次煎汁合一，加粳米、百合煮成粥，加冰糖趁热食用。

【功效】益气安神健脑，抗过敏。

【用法】佐餐食用。

7.灵芝银耳羹

【原料】紫灵芝片 20 克，水发银耳 100 克，冰糖 50 克。

【制作】灵芝放入砂锅或紫砂煲内，加清水，放置文火中炖煮 2 小时，倒出煎液。再加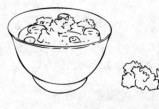
水 500 毫升，放入银耳、冰糖开锅后，文火煮 20 分钟，过滤出灵芝片，倒入前次煎液混合即可。

【功效】有抗衰老作用，能增强机体的免疫功能。

【用法】分 2 日口服，每日 3 次。

8.玉屏风茶

【原料】黄芪 15 克，白术 6 克，防风 6 克，白菊花 5 克，薄荷 1 克，冰糖适量。

【制作】上述中药放入茶壶，开水冲泡。

【功效】补气固表，清热利咽。

【用法】每日 1 剂，开水冲泡，频频饮用。

9.洋参翠衣清凉饮

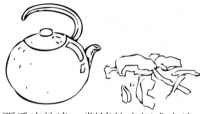

【原料】西瓜皮500克，鲜薄荷6克，冰糖或蜂蜜少量，凉开水300毫升，西洋参片3克。

【制作】西洋参片用凉开水浸泡2小时，西瓜皮洗净，削掉外皮切成小块，放入果汁机加入薄荷，再倒入西洋参水、冰糖或蜂蜜，榨汁即成。

【功效】补气，清暑解热，滋阴止渴，利咽。

【用法】作为饮料饮用。夏日可经常服用。

10.彩色猕猴桃沙拉

【原料】猕猴桃2个，紫甘蓝50克，苦菊100克，鲜枸杞子20粒，乳白色沙拉酱少量。

【制作】苦菊铺在盘底，紫甘蓝切成细丝均匀地撒在苦菊上，猕猴桃纵向切成6等份，成花开样放在紫甘蓝上面，中间撒上枸杞子，淋上沙拉酱即可。

【功效】色香味美，开胃健脾，生津润燥，解热除烦。此外，猕猴桃还有增强免疫力、抗衰老的作用。

【用法】秋季经常食用。

四、运动养生

特禀质者应积极参加各种体育锻炼，增强体质。天气寒冷时锻炼要注意防寒工作，防止感冒。日常锻炼中，特禀质的人要适度适量，不可做过于强烈的运动，可根据个人爱好选择有针对性的运动项目。

1."吹"字功

特禀质的形成与先天禀赋有关，可练"六字诀"中的"吹"字功，以调养先天、培补肾精肾气。

2.气功

《素问·上古天真论》曰："恬惔虚无，真气从之，精神内守，病安从来。"中国传统的气功对调理体质平衡有很好的作用。

（1）**呼吸**：先采用自然呼吸，逐步转为腹部均匀呼吸。

（2）**入静**：从默念放松开始逐渐入静。四肢处于松弛状态后，从默念转到

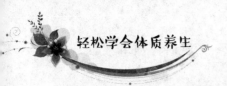

意守，再从意守进入万念屏除忘我
的境界，达到高度的入静。

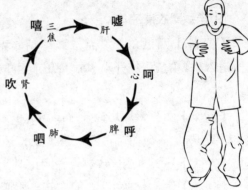

（3）收功：每次练功完毕，必
须按顺序将意念、呼吸和姿势逐渐
恢复到原来的自然状态，然后起立
散步片刻，再进行日常的规定活动。

（4）时间：练功时间一般在早
上、晚上环境安静时为宜。如条件许
可白天也可加练1次，每日3～4次，每次30分钟左右。每日练功次数和练
功时间可按情况增减，灵活掌握，但必须持之以恒。

3.八段锦

平时选择一些自己比较有兴趣的运动可以释放压力，让先天禀赋带来的不
快得到宣泄，避免沉浸在不良情绪中。八段锦对减轻心理压力、提高免疫功能
有促进作用。健身调神八段锦，主要有双手托天理三焦、左右开弓似射雕、调
理脾胃须单举、五劳七伤往后瞧、摇头摆尾去心火、两手攀足固肾腰、攒拳怒
目增力气、背后七颠百病消8个步骤，简单易学。

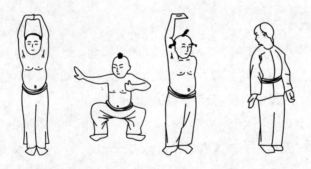

【温馨提示】

　　过敏体质者要避免春天或季节交替时长时间在野外锻炼，防
止过敏性疾病的发作。

五、情志养生

特禀质因宿疾缠身，多有烦躁易怒情绪，如何消除烦躁，可考虑如下方法。

第一，罗列使自己感激不尽的事，与人为善，不要怀恨，用童心拥抱生活，用成熟理解生活，懂得感恩，善待曾善待过自己的人。

第二，发展你的兴趣爱好，保持强烈的好奇心和求知欲，保持健康的体魄和心理，防止沉溺在疾病的痛苦之中。

第三，与他人建立联系，多和亲朋好友谈心。人的精力有限，想做的事却很多，减少不必要的人际约束。

第四，喜欢并爱护自己。别老想给别人好印象而刻意改变自己，有意栽花花不开，无心插柳柳成荫。

第五，和卓越竞争而不是和人竞争。

六、中药调养

特禀体质者对季节气候适应能力差，易患花粉症，易引发宿疾，易药物过敏。过敏者主要是肺气不足、卫表不固，故易致外邪内侵，形成风团、瘾疹、咳喘等。调理方法主要是益气固表，养血消风。

1.常用中药饮片

黄芪、白术、荆芥、防风、蝉衣、乌梅、益母草、当归、生地黄、黄芩、丹皮等。

乌梅：别名酸梅、黄仔、合汉梅、干枝梅。乌梅中含儿茶酸能促进肠蠕动，因此便秘之人宜食之。乌梅中含多种有机酸，有改善肝脏机能的作用，故肝病患者宜食之。乌梅可软化血管、推迟血管硬化，具有防老抗衰作用。乌梅能润肤止痒、抗过敏，对血虚风燥所致的皮肤瘙痒、瘾疹、顽癣等有很好的止痒作用。

2.常用中成药

玉屏风散、防风通圣散、消风散等。

玉屏风散：为中药名方，由我国元代医家危亦林创制，其中含有黄芪、白

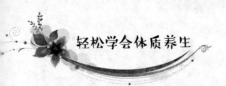
术、防风3味中药。可敛汗固表，也是体质虚弱者预防感冒等感染性疾病的良方。研究还表明，玉屏风散具有调节人体免疫力的功效，有"中成药中的丙种球蛋白"美称，现代临床在内、外、妇、儿等各科疾病中得到广泛的应用。本方常用于治疗过敏性鼻炎、上呼吸道感染属表虚不固而外感风邪者，以及肾小球肾炎易于伤风感冒而诱发病情反复的患者。

【温馨提示】

无论是中药饮片或中成药，均需在医生的指导下使用。

七、经络腧穴养生

1.刮痧

刮痧配合刺络拔罐治疗过敏效果较好。首先用刮痧方法在背部督脉和膀胱经上操作，直至出痧；而后选取大椎、肺俞、肝俞、曲池等穴用三棱针挑刺，再在挑刺部位拔罐，留罐10分钟左右。一般每周1～2次，有显著疗效。

特禀体质的人可每2周进行1次刮痧保健，能调理脏腑功能的平衡，增强免疫力。

2.推拿按摩

特禀质者按摩的方法简单，操作简便，随时随地都可进行，每天只需15分钟，不仅对过敏起到预防与治疗的作用，同时还具有保健功效。

手法采用平补平泻法，以活血通络、益气固表、调节脏腑机能、协调阴阳。

经常过敏者除按照平和质人推拿保健操作外，加如下步骤。

第一步：揉膻中。以指揉膻中穴（胸部前正中线上，平第4肋间，相当于两乳头连线的中点）100次。可宽胸理气，补益心肺。

第二步：双手分别点按肝俞、脾俞、肾俞、大

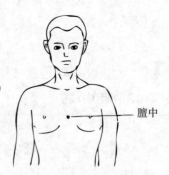

膻中

肠俞、小肠俞、秩边各 100 次。可疏肝健脾、调补肾气、调整免疫平衡。

第三步：擦肾俞。双手握拳，用拳眼竖擦肾俞，以透热为度。可补肾壮阳。

第四步：两手交替按揉曲池、手三里、后溪、风市、血海、百虫窝、足三里、阴陵泉穴，每日 2 次，每次揉 100 次。

第五步：摩腹法。可将两手掌重叠放置，以掌面顺时针方向旋摩腹部，自上腹至脐至小腹，约 3 分钟。

◁)) 【温馨提示】

推拿治疗过敏性鼻炎方法。

第一步：中指指腹揉迎香、鼻通、印堂、攒竹各 1～2 分钟，能通鼻窍。迎香位于鼻之两旁，鼻唇沟中，能治鼻塞；鼻通位于鼻之两侧，鼻唇沟上端尽头；印堂位于两眉连线中点。

第二步：捏鼻 10～15 下；擦鼻翼，以局部发热为止。捏鼻、擦鼻翼能促进鼻部血液流通，也有助通鼻窍。

第三步：左右双手交替拿颈项各 10 次。

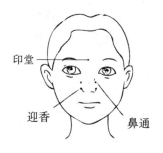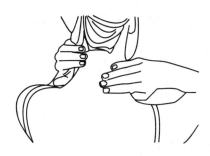

以上每日早晚各 1 次，有病时每日可增加 1～2 次。

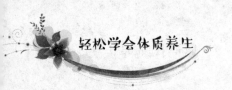

附 录

▲

卫生部公布的既是食品又是药品的中药名单

2002年《卫生部关于进一步规范保健食品原料管理的通知》中公布药食两用的中药名单87种。这87种中药既可以作为食品用，也可以作为药品用，是进行食品或保健食品开发的重要原料。

丁香、八角茴香、刀豆、小茴香、小蓟、山药、山楂、马齿苋、乌梢蛇、乌梅、木瓜、火麻仁、代代花、玉竹、甘草、白芷、白果、白扁豆、白扁豆花、龙眼肉(桂圆)、决明子、百合、肉豆蔻、肉桂、余甘子、佛手、杏仁(甜、苦)、沙棘、牡蛎、芡实、花椒、赤小豆、阿胶、鸡内金、麦芽、昆布、枣(大枣、酸枣、黑枣)、罗汉果、郁李仁、金银花、青果、鱼腥草、姜(生姜、干姜)、枳椇子、枸杞子、栀子、砂仁、胖大海、茯苓、香橼、香薷、桃仁、桑叶、桑椹、橘红、桔梗、益智仁、荷叶、莱菔子、莲子、高良姜、淡竹叶、淡豆豉、菊花、菊苣、黄芥子、黄精、紫苏、紫苏子、葛根、黑芝麻、黑胡椒、槐米、槐花、蒲公英、蜂蜜、榧子、酸枣仁、鲜白茅根、鲜芦根、蝮蛇、橘皮、薄荷、薏苡仁、薤白、覆盆子、广藿香。

2014年卫计委发布的《按照传统既是食品又是中药材物质目录管理办法（征）》中拟新增的中药材物质名单（14种）：人参、山银花、芫荽、玫瑰花、松花粉、油松、粉葛、布渣叶、夏枯草、当归、山柰、西红花、草果、姜黄、荜茇。

2018年卫计委公布的《关于征求将党参等9种物质作为按照传统既是食品又是中药材物质管理意见的函》中拟新增的物质名单（9种）：党参、肉苁蓉（荒漠）、铁皮石斛、西洋参、黄芪、灵芝、山茱萸、天麻、杜仲叶。